suhrkamp nova

Erst verlegte sie ihre Brille, dann vergaß sie ein paar PIN-Nummern, schließlich fand Jörn Klares Mutter ihre Küche nicht mehr. Am Ende stand die Diagnose Demenz. Die Besuche bei der Mutter werfen Fragen auf: Sind Erlebnisse nur dann etwas wert, wenn wir uns daran erinnern? Kann man seine Würde oder gar »sich selbst« verlieren? Und liegt in den Begegnungen im Hier und Jetzt nicht auch ein Trost? Bereits heute leben in Deutschland über eine Million Menschen, die von Demenz betroffen sind, 2050 werden es mehr als doppelt so viele sein. Jenseits der Klischees von grauen Heimen und überfordertem Personal sucht Jörn Klare nach anderen, weniger bedrückenden Sichtweisen auf diese immense gesellschaftliche Herausforderung. Ausgehend von den bewegenden Besuchen bei seiner Mutter, macht er sich auf den Weg zu Experten und Praktikern, zu Ärzten und Juristen, Philosophen und Altenpflegern. Mit ihnen spricht er über das Leben, den Tod und das, was dazwischen liegt.

Jörn Klare, geboren 1965, schreibt Reportagen und Features, unter anderem für den *Deutschlandfunk* und *Die Zeit*. 2008 und 2012 wurde er mit dem Robert-Geisendörfer-Preis der EKD ausgezeichnet. Im Suhrkamp Verlag erschien zuletzt sein viel diskutiertes Buch *Was bin ich wert? Eine Preisermittlung* (st 4262).

Jörn Klare
Als meine Mutter ihre Küche nicht mehr fand

Vom Wert des Lebens mit Demenz

Suhrkamp

Umschlagfoto: Ian Logan / Getty Images

2. Auflage 2012

Erste Auflage 2012
suhrkamp taschenbuch 4401
Originalausgabe
© Suhrkamp Verlag Berlin 2012
Suhrkamp Taschenbuch Verlag
Alle Rechte vorbehalten, insbesondere das der Übersetzung,
des öffentlichen Vortrags sowie der Übertragung
durch Rundfunk und Fernsehen, auch einzelner Teile.
Kein Teil des Werkes darf in irgendeiner Form
(durch Fotografie, Mikrofilm oder andere Verfahren)
ohne schriftliche Genehmigung des Verlages reproduziert
oder unter Verwendung elektronischer Systeme
verarbeitet, vervielfältigt oder verbreitet werden.
Druck und Bindung: CPI – Ebner & Spiegel, Ulm
Umschlaggestaltung: Büro Überland, Schober & Höntzsch
Printed in Germany
ISBN 978-3-518-46401-4

Als meine Mutter
ihre Küche nicht mehr fand
Vom Wert des Lebens mit Demenz

Für Jan und Mago

Inhalt

Was dazwischenliegt 13

Erinnerungen I 15

Als meine Mutter ihre Küche nicht mehr fand 18

Erinnerungen II 23

Das Urteil 25

»Jeder Fall ist anders.« –
Der Psychiater Hans-Georg Nehen 30

Erinnerungen III 42

Ein böser Traum 44

»Nichts haben wir im Griff.« –
Der Alternswissenschaftler Andreas Kruse 48

Erinnerungen IV 53

Dünnes Eis 54

»Wir brauchen eine offene Debatte.« –
Der Pflegewissenschaftler Hartmut Remmers 61

Erinnerungen V 68

Meine Mutter will nicht zur Tour de France 71

»Dem Tod bei der Arbeit zusehen« –
Der Psychiater Hans Lauter 76

Erinnerungen VI 84

Sie weiß nicht, wer ich bin 86

»Alle werden dement«, und was man vielleicht dagegen
tun kann –
Der Psychiater Hans Förstl 93

Erinnerungen VII 101

Ärger im Heim 102

»Glückliche Menschen mit Demenz« – Der Sozialarbeiter Markus Kübler 109

Erinnerungen VIII 113

Wird alles, was wahrgenommen worden ist, umsonst wahrgenommen worden sein? 115

»Wir sind, was wir erinnern.« –
Der Psychologe Rüdiger Pohl 120

Erinnerungen IX 132

Sie will nicht meckern 133

»Lernen, abhängig zu sein« –
Der Theologe und Altenpfleger Christian Müller-Hergl 138

Erinnerungen X 146

Hat meine Mutter sich verloren? 148

»Wir sind die Geschichten, die wir über uns zu erzählen vermögen.« –
Der Soziologe Heinz Abels 156

Erinnerungen XI 167

Ein glücklicher Tag 169

»Wir sind, was wir vergessen haben.« Oder: Die Frage nach der Würde der Menschen mit Demenz –
Der Philosoph und Psychiater Thomas Fuchs 172

Erinnerungen XII 187

Alltage 189

»Kein Schirm für alle« –
Der Philosoph Michael Quante 195

Erinnerungen XIII 201

Meine Mutter klatscht nicht mehr 203

Über Ökonomie und die »Würde im Dunkeln« –
Der Jurist Bernd von Maydell 208

Erinnerungen XIV 217

Ich wünsche mir ein Würdometer 219

Erinnerungen XV 223

Das Leben schaffen 224

»Sinn bedeutet, in ›Beziehung treten‹.« –
Die Alternswissenschaftlerin Marion Bär 228

Erinnerungen XVI 238

Weihnachten 239

Erinnerungen XVII 241

Alles ist jetzt 242

Erinnerungen XVIII 246

Dank 248

Literatur 249

Es kommen härtere Tage.
Die auf Abruf gestundete Zeit wird sichtbar am Horizont.
  Ingeborg Bachmann

Kein Gestern haben und kein Morgen.
Die Zeit vergessen,
dem Leben verzeihen,
in Frieden sein.
    Oscar Wilde

Was dazwischenliegt

Im Fernseher läuft ein Spiel der Fußballweltmeisterschaft der Frauen. Nachdem meine Mutter das fünfzehn Minuten lang angestarrt hat, sagt sie: »Männer sind auch nicht mehr das, was sie mal waren.«

Meine Mutter ist fünfundsiebzig Jahre alt und befindet sich im Stadium einer fortgeschrittenen Demenz. Das ist traurig, bitter und beängstigend. Es ist allerdings nicht nur traurig, bitter und beängstigend. Immer wieder gibt es berührende, überraschende und auch erhellende Momente. Manchmal sind sie auch schlichtweg komisch. Ich lerne viel von meiner Mutter, und die Besuche im Altenheim sind zwar manchmal schwierig, ganz bestimmt aber sind sie eher schön als schrecklich.

Am Anfang war das etwas anders. Für meine Mutter, für unsere Familie und für mich. Die Demenz hat uns auf einen Weg gezwungen, dessen Ende zum Glück noch nicht erreicht ist. Ein Weg, der viele Fragen aufwirft, von denen ich einige gerne noch länger verdrängt hätte. Fragen nach der Bedeutung des Gedächtnisses, der Identität und den möglichen Verlusten, Fragen nach der Würde eines Menschen mit Demenz, Fragen nach Leben und Tod und dem, was dazwischenliegt.

Wo es möglich war, habe ich Rat bei Fachleuten und Experten gesucht. Einige Antworten blieben offen, einige habe ich selbst gefunden, einige werden unweigerlich noch kommen.

Um diesen Weg, um diese Fragen und auch um den Wert eines Lebens mit Demenz geht es in diesem Buch. Und natürlich geht es um meine Mutter.

Erinnerungen I

»Welche Erinnerungen hast du noch an deine Großeltern?«
»Großeltern ... ich bin im Hause meiner Großeltern aufgewachsen. Ich bin da sogar geboren, am zweiten Ostertag 1936. Ich bin eine Hausgeburt.«
Sie lacht.
»Ich konnte mir gar nicht vorstellen, nur mit meinen Eltern zusammen zu sein. Ich war einmal unten, einmal oben.«

Ich sitze in meinem Arbeitszimmer in Berlin. An der Wand vor mir hängen Fotos aus meinem Leben. Auch wenn ich die Bilder von der Familie, von Freunden und Reisen nur selten bewusst wahrnehme, fühlt es sich gut an, sie in meiner Nähe zu haben. Mit jedem Foto sind Erinnerungen verbunden, die mir lieb und wichtig sind. Erinnerungen, die mich ausmachen. In diesem Zimmer fühle ich mich zu Hause.

»Was heißt ›unten‹, was heißt ›oben‹?«
»Unten in der Mauerstraße wohnten wir. Oben wohnten meine Großeltern.«

Ich höre mir eine Tonaufnahme aus dem Herbst 2002 an. Wort für Wort schreibe ich auf, was damals gesagt wurde.

»Die Mauerstraße?«
»Die Mauerstraße 5 in Hohenlimburg. Das ist das Haus, in dem ich geboren bin, in dem ich bis zu meiner Heirat gelebt und gewohnt habe. Das Haus meiner Großeltern. Wir hatten da eine Wohnung, meine Großeltern

hatten eine ... und dann waren noch drei Wohnungen vermietet.«

Die Stimme meiner Mutter. Ich bin es, der die Fragen stellt. Hin und wieder hört man im Hintergrund ein drei Monate altes Baby brabbeln, quäken oder schreien. Das ist meine Tochter Mascha. Wenn sie schreit, macht meine Mutter eine Pause und kümmert sich um ihre Enkelin. Diese Aufnahme ist für Mascha, ein Geschenk für später, für den Fall, dass Mascha sich irgendwann fragt, was vor ihr war. So wie ich selbst gerne einmal die Stimme meines Großvaters gehört hätte, der zwanzig Jahre vor meiner Geburt im Zweiten Weltkrieg verschwand und nie wieder auftauchte.

Maschas drei andere Großeltern haben solche Gespräche bereits hinter sich. Jetzt geht es um die Erinnerungen meiner Mutter. Ich protokolliere weiter.

»Wie kamen deine Großeltern zu dem Haus?«

»Die hatten sich das vom Munde abgespart, wie das früher so üblich war. Mein Großvater war Drahtzieher. Da wurde immer erzählt, ›sonntags gab es einen Stuten‹. Das war ein Weißbrot, der kostete fünfzig Pfennig. Aber den gab es nur sonntags, das war das Besondere. Dann hatten wir selber Hühner und Kaninchen. Die wurden Weihnachten und Ostern geschlachtet. Und wenn man Glück hatte, gab es vielleicht auch zwischendurch mal ein Suppenhuhn. Das war alles ziemlich bescheiden.«

Mascha brabbelt. Meine Mutter macht eine kurze Pause.

»Und dann kann ich mich noch gut erinnern, wie wir mit der Hausgemeinschaft ›Mauerstraße 5‹ Weihnachten feierten. »Erst feierten die Familien bei uns im Haus für sich mit ihren Kindern den Heiligen Abend. Dann ging man von einer Wohnung zur anderen. Und das nannten die ›Bäume prämieren‹.«

Sie kichert.

»Wer hat den schönsten Weihnachtsbaum? Jeder gab eine Flasche Bier aus. Die Frauen tranken höchstens mal einen selbst aufgesetzten Johannisbeerlikör oder selbst gemachten Eierlikör. Da musste ich immer Weingeist aus der Apotheke holen, und dann gab es Weihnachten immer die gute Bärenmarke dazu.«

Mascha brabbelt.

»Als dann die Bäume prämiert wurden, hatten die Männer alle ziemlich einen im Schoß. Das war der Heilige Abend in der Mauerstraße. Eine Zeremonie, die sich immer wiederholt hat. Für mich als Kind war das eine wunderbare Sache, an die ich mich noch sehr gut erinnern kann.«

Ihre Stimme klingt fröhlich und ein wenig aufgekratzt. Erinnerte Geschichten und erlebte Geschichte aus über siebzig Jahren. Keine spektakulären Abenteuer, sondern Kindheit, Jugend, Arbeit, Heirat, Kinder, eine Trennung nach fast vierzig Jahren Ehe, der Versuch, etwas Neues zu beginnen ...

Meine Mutter erzählt gern. Sie freut sich über das Interesse an ihrem Leben, ihren Erinnerungen. Damals ahnte ich noch nicht, was mir diese Aufnahme später bedeuten würde. Dieses »Später« ist jetzt.

Als meine Mutter
ihre Küche nicht mehr fand

Ein paar verpasste Termine, Wochentage, die verwechselt wurden, vergessene PIN-Nummern, eine verlegte Handtasche, im Kühlschrank immer häufiger Lebensmittel mit längst abgelaufenem Haltbarkeitsdatum, das Brillenetui, das regelmäßig tagelang und irgendwann für immer verschwand. So fing es an. Das war vor gut drei Jahren.

Meine Mutter, die damals zweiundsiebzig Jahre alt war und mit ihrem Lebensgefährten Egon in Essen lebte, reagierte zunehmend irritiert, verunsichert und manchmal fast panisch. Ich reagierte genervt. Auch ich habe schon mal Termine vergessen, Dinge verlegt oder verloren. PIN-Nummern kann ich mir sowieso nicht merken. Und ich hatte zu jener Zeit, wie eigentlich immer, genug zu tun mit meiner Arbeit, meiner eigenen Familie, meinem Leben in Berlin. Selbst wenn ich versuchte, geduldig zu sein oder zumindest so zu wirken, ärgerte es mich, dass ich mich mit solchen Problemen meiner Mutter beschäftigen musste.

War ein wenig Vergesslichkeit nicht völlig normal in ihrem Alter? Konnte sie sich die Dinge nicht einfach aufschreiben? War es tatsächlich nötig, mich damit zu behelligen? Erst viel später wurde mir klar, dass meine Mutter gespürt haben muss, dass dies der schleichende Anfang von etwas Neuem war, und dass sie bei meinem Bruder und mir Halt und Orientierung suchte.

Hin und wieder rief Egon mich an, bat darum, meiner Mutter am Telefon zu erklären, dass das komfortable Einfamilienhaus direkt am Essener Grugapark, in dem die beiden seit mehr als zehn Jahren lebten, ihr Zuhause sei. Meine Mutter wollte auch mir das kaum glauben. Sie wirkte verzweifelt darüber, dass selbst ihr Sohn sie nicht verstand.

Manchmal rief sie mich auch aus diesem Haus an und erzählte, dass sie sich in einem Hotel befinde, dass dort viele fremde Leute seien, dass es ihr aber gut gehe.

Es kam vor, dass ich über solche »komischen Geschichten« lachen musste. Ich wollte das Problem verdrängen, was mir, im Nachhinein betrachtet, überraschend gut gelang. Doch vage, denke ich jetzt, muss ich den Schrecken, der da auf meine Mutter und auch auf mich zukam, schon geahnt haben.

Dann fand sich meine Mutter außerhalb des Hauses nicht mehr zurecht, verlief sich auf dem vertrauten Weg zum nur wenige hundert Meter entfernten Lebensmittelgeschäft. So erzählte es mir Egon. Er selbst war über achtzig Jahre alt, schwer herzkrank und auf meine Mutter angewiesen. Die hatte sich in den letzten beiden Jahren zunehmend mit der Frage beschäftigt, wo und wie sie nach seinem Tod, der immer wieder befürchtet werden musste, leben würde.

Indem sie sich nach vierzig Jahren von meinem Vater trennte, hatte sie ein neues Leben gewonnen, aber auch eine konkrete Heimat verloren, die durch den überschaubaren Rahmen im kleinen Hohenlimburg geprägt war. Ohne Partner dorthin zurückzukehren, konnte sie sich nicht vorstellen. Berlin war ihr, trotz der Liebe zu ihren Enkelinnen, fremd. Zu der Stadt Münster fehlte ihr, abgesehen von der Bindung zu meinem dort lebenden, vielbeschäftigten Bruder, der Bezug, und ob die über Egon geknüpften sozialen Beziehungen in Essen auch ohne ihn tragfähig sein würden, war unklar. Abgesehen davon war auch ihre finanzielle Situation nicht ganz geklärt. Obwohl mein vier Jahre älterer Bruder und ich zusicherten, sie zu unterstützen, machte sich meine zweiundsiebzigjährige Mutter offensichtlich große Sorgen um ihre Zukunft.

Nachdem sie sich ein paarmal verlaufen hatte, verließ sie das Haus immer seltener und irgendwann gar nicht mehr allein. Die Einkäufe übernahm die Haushaltshilfe. Das Mittagessen wurde fertig angeliefert.

Als ich sie, derart vorgewarnt, im Herbst 2009 wieder einmal besuchte, hatte ich mich mit meinem Bruder darüber verständigt, dass »das Problem ihrer Verwirrungen« gründlich medizinisch geklärt werden müsse. Bis dahin war meine Mutter das nur sehr zögerlich und unentschieden angegangen. Ab und an hatte sie sich irgendwelche Tabletten verschreiben lassen, ohne sich jedoch um eine gründliche Diagnose zu bemühen. Sie hatte Angst. Das war unverkennbar. Die ganze Familie hatte Angst vor der Wahrheit. Wir wollten uns nicht eingestehen, was nicht mehr zu übersehen war.

Bei diesem Abendessen am 19. Oktober 2009 musste ich mich dem Drama meiner Mutter stellen. Sie hatte schon den ganzen Nachmittag nervös und unruhig gewirkt, was wir – Egon, meine Mutter, meine damals siebenjährige Tochter Mascha und ich – mehr oder minder erfolgreich überspielten. Nach dem Essen, das meine Mutter selbst zubereitet hatte, nahm sie ein paar Teller, stand auf, ging ein paar Schritte ... und war verloren.

Sie wusste nicht weiter, wusste nicht, wo sie hin sollte. Meine Mutter fand die fünf Meter und zwei Türen entfernte Küche nicht mehr. Ein Weg, den sie in den letzten Jahren Tausende Male gegangen war. Sie stand mitten im Zimmer, und vor ihr und vor uns allen öffnete sich ein Abgrund. Ich war fassungslos. Eine gefühlte Ewigkeit. Dann ging ich zu ihr, nahm ihr das Geschirr aus der Hand und zeigte ihr den Weg. Schweigend räumten wir die Küche gemeinsam auf.

In der Nacht schreckte meine Mutter mehrmals auf, irrte orientierungslos und um Hilfe rufend durch das Haus. Immer wieder brachte ich sie zurück ins Bett, setzte mich neben sie, sprach auf sie ein, versuchte, sie zu beruhigen. Egon kam dazu, auch Mascha. Es war für uns alle wie ein bedrückender Albtraum. In seinem Zentrum meine Mutter.

Ein Gutes hatte diese Nacht dann doch. Es war nun für alle offensichtlich, dass meine Mutter Hilfe brauchte. Dringend. Der Bann aus Schweigen, Stolz und Bequemlichkeit war gebrochen. Später wurde mir im Gespräch mit Egon klar, dass sich meine Mutter bislang wohl noch irgendwie mühsam zusammengerissen hatte, bis jemand kam, bei dem sie sich fallen lassen konnte. Es schien, als hätte sie auf mich gewartet, um diese Hilfe von mir einzufordern.

Spätestens nach der zweiten Nacht war ich damit überfordert. Ich sprach mit Egon, telefonierte mit meinem Bruder, meiner Schwiegermutter, einer pensionierten Ärztin, und auch mit meinem Vater, von dem sich meine Mutter zehn Jahre zuvor getrennt hatte. Ich brachte meine Mutter in die Memory-Clinic des Essener Elisabeth-Krankenhauses, erklärte das Problem einem jungen Arzt und offenbarte meine Hilflosigkeit. Er verstand die Situation, weil sie ihm vertraut war. Er schlug vor, meine Mutter für eine umfassende Diagnose eine Woche lang aufzunehmen.

Nachdem ich mich mit meinem Bruder besprochen und zugestimmt hatte, musste der Arzt mich gleich auch noch trösten. Meiner Mutter gegenüber hatte ich das Gefühl, sie ab- und auszuliefern. Sie sollte in einem Mehrbettzimmer schlafen, wirkte verstört und flehte mich an, sie nicht allein zurückzulassen. Der Abschied war schrecklich. Und doch war ich auch erleichtert.

Die nächste Nacht konnte ich wieder nicht schlafen. Dabei ging es nicht nur um meine Mutter, sondern auch um mich, mein Leben, meine Frau und meine Töchter. Wir hatten langfristig eine Reise auf die Kanaren geplant. Einen Tag nachdem ich meine Mutter in die Klinik gebracht hatte, wollten wir losfliegen. Ich sagte meiner Frau, dass ich nicht mitreisen könne. Sie verstand das, und doch spürte ich, dass sie darüber traurig war. Mein Bruder riet mir zu fliegen, er sei vor Ort und könne sich um alles kümmern. Ich spürte, dass es eine Art Grundsatzfrage war zwischen den Gefühlen für und der Loyalität gegenüber meiner Mutter auf der einen Seite und meiner eigenen Familie, meinem eigenen Leben auf der anderen. Ich war hin- und hergerissen. Am frühen Morgen entschied ich mich zu reisen und schaffte es gerade noch zum Flughafen.

Erinnerungen II

»Was hast du von der Politik in der Zeit mitgekriegt?«

»Ich weiß, dass da immer ... Das ist mir erst vor einiger Zeit eingefallen, dass ich immer im Ohr hatte ›Germany Calling. Germany Calling‹. Das war der Rundfunksender, den man nicht hören durfte. ›Radio London‹ oder so. Wir konnten doch kein Englisch. Ich war ja im Krieg noch ein Kind. Das durfte man aber nicht hören. Meine Mutter war mutig und hat das immer angemacht. Das dauerte immer, bis der Sender eingestellt war, und dann lauschten wir. Die sprachen natürlich Deutsch: ›Ihr werdet den Krieg verlieren! Ihr müsst aufgeben!‹ Und so weiter.«

Mascha brabbelt ein bisschen verärgert. Meine Mutter wiegt sie.

»Och, och, Mäuschen.«

Nach einer kleinen Pause.

»Ich war da ja erst acht oder neun Jahre, aber eigentlich habe ich viel mehr mitgekriegt, als die glaubten. Auch dass meine Mutter immer sagte: ›Den Krieg, den werden wir verlieren.‹ Dann sagten die immer alle: ›Sei still, sei still! Das darfst du doch nicht laut sagen!‹ Einmal gab es da bei uns auch einen großer Tumult. Papa hatte im besoffenen Kopf was über Hitler gesagt, und da hat ihm einer gedroht. Und da hatten die alle ganz große Angst. Ich weiß auch jetzt noch, wie der hieß, der ihm gedroht hat.«

»Wie hat der gedroht?«

»Ja, so: ›Besoffener Mund spricht Herzensgrund. Du bist gegen den Führer!‹ Das ist dann aber noch mal gut gegangen. Entweder haben die den be... das weiß ich nicht. Oder die haben den überredet, das nicht anzuzeigen. Oder er hat von sich aus gedacht, das ist eine Lappalie.«

»Was hätte da passieren können?«

»Ja, da wurde gesagt: ›Da kommst du ins KZ!‹ Ich weiß nicht, ob du dafür schon ins KZ kamst, wenn du so zersetzende Sachen sagtest. Vielleicht.«

»Wann war das?«

»Das war vielleicht 43 oder 44. Ich war ja, 45, als der Krieg ausging, neun Jahre alt.«

Das Urteil

In den Aufzeichnungen der Memory-Clinic, in der meine Mutter untersucht wurde, ist von einer »ängstlichen Patientin« die Rede, die »orientierungslos« sei, die »Pflegekraft für ihre Schwiegertochter hält«, sich »bevormundet« fühle, mit »dem Feuermelder redet«, »viel Chaos« anrichte und die Behandlung einer Mitpatientin untersage, weil »dies ihr Mann sei«. Das Protokoll eines weiteren Albtraums.

Weiterhin finde ich in den Unterlagen eine schlecht gezeichnete Uhr. Der »Uhrentest«, bei dem eine Uhr mit allen nötigen Zahlen und Zeigern gezeichnet werden soll, ist ein klassisches Instrument bei der Demenzdiagnose.

Genau wie der Mini-Mental-Status-Test. Dabei werden zuerst die aktuelle Zeit und der aktuelle Ort abgefragt. Der Patient lernt drei Begriffe wie zum Beispiel »Auto«, »Blume« und »Kerze« auswendig, bevor er ein paar Rechenaufgaben löst oder ein Wort wie »Radio« rückwärts buchstabiert, um anschließend wieder die drei gelernten Begriffe zu erinnern. Schließlich sind noch ein paar relativ leichte sprachliche Aufgaben zu lösen, bevor am Ende eine einfache geometrische Zeichnung kopiert werden muss. Für jede gelöste Einzelaufgabe gibt es Punkte, die anschließend addiert werden. Meine Mutter wurde außerdem gebeten, einen vollständigen Satz zu schreiben. »Heute vor fünfzig Jahren habe ich zum ersten Mal geheiratet«, steht auf dem Zettel. Ich schaue auf das Datum. Es stimmt auf den Tag genau.

Dann befinden sich in der Akte noch eine Menge Seiten mit vielen Zahlen zu Blutwerten und Hirnwasser sowie der Befund einer Computertomografie des Schädels mit zahlreichen, mir völlig fremden Fachbegriffen, aber auch verständlichen Aussagen wie »Hirnvolumenminderung« und »degenerative Veränderungen«.

Die Diagnose liest sich wie ein Urteil. Von »Defiziten im Kurzzeitgedächtnis« ist die Rede, von »einer schwergradig gestörten, räumlichen konstruktiven Kompetenz« sowie »depressiven Episoden« und »Angststörungen«. Schließlich heißt es: »Im Rahmen der Demenzdiagnostik konnten wir eine Demenz vom Mischtyp diagnostizieren. [...] In der Pflege braucht die Patientin Strukturgabe, viel Anleitung und Beaufsichtigung.« Die Ärzte empfehlen eine ganze Reihe von Medikamenten gegen Depression, Angst, Unruhe und Demenz.

Als ich aus dem Urlaub zurückkam, hatten mein Bruder und ich die wesentlichen Entscheidungen in zahlreichen Telefongesprächen bereits getroffen. Meine Mutter und ihr Lebensgefährte Egon würden in ein Heim ziehen. Ob das auch wirklich ihrem Wunsch entsprach, war eine Frage, der niemand wirklich auf den Grund gehen wollte. Es war offensichtlich, dass sie ihren Alltag nicht mehr allein bewältigen konnten, zumal keiner ihrer Angehörigen in Essen lebte. Deswegen kam auch das Heim in ihrer Nachbarschaft, das sich die beiden schon mal angeschaut hatten, nicht infrage. Ganz abgesehen davon, dass es zu diesem Zeitpunkt dort keine freien Plätze gab. Egons Tochter hatte aber in ihrem Wohnort Warendorf eine Einrichtung mit zwei freien Zimmern gefunden. Da mein Bruder Jan im nahe gelegenen Münster wohnt, waren wir einverstanden. Zudem gab das Heim an, auf die Behandlung von Menschen mit Demenz spezialisiert zu sein. Das war uns wichtig. Wir waren froh, dass es einen »sicheren« Ort für unsere Mutter gab.

Jan und ich sortierten die Möbel, die Kleidung und persönlichen Dinge vor, die meine Mutter mitnehmen sollte. Die endgültigen Entscheidungen wollten wir ihr überlassen. Doch sie war, wohl auch wegen der »beruhigenden«

Medikamente, mit solchen Fragen weitgehend überfordert. Sie schien nicht ganz fassen zu können, was gerade passierte. Vielleicht war es besser so, redete ich, der selbst weit davon entfernt war, wirklich alles fassen zu können, was gerade passierte, mir ein. So mussten wir, die Söhne – von wenigen Rückfragen abgesehen –, festlegen, was sie nicht mehr brauchte, was verschenkt oder weggeworfen werden sollte. Innerhalb eines halben Tages lösten wir so ein Zuhause auf, in dem sie zehn Jahre gelebt hatte. Das ging erschreckend schnell, vielleicht zu schnell. Aber was ist in solchen Fällen der Maßstab? Ich wusste es nicht und weiß es auch heute nicht.

Mein Bruder und ich nahmen die Verantwortung an. Wir beklagten nicht das vermeintlich ungerechte Schicksal unserer Mutter, wir schrien unsere Wut über dieses Schicksal nicht lauthals in die Welt hinaus, wir rannten nicht weg, wir stritten nicht. Wir funktionierten.

Was wir erlebten, war und ist kein exklusives Drama. So was passiert in Deutschland jeden Tag wohl mindestens einige Dutzend Mal. Der Abgrund, den wir spürten, wurde durch diese Erkenntnis allerdings nicht kleiner. Wir wussten nicht, was auf unsere Mutter und auf uns zukommen würde. Wir wussten nur, dass sich das alles nicht wirklich gut anfühlte. Es war einer der traurigsten Tage meines Lebens.

Als ich mit meiner Mutter und meinem Bruder für einen Moment ruhig zusammenstand, bat ich sie, im Zweifelsfall doch bitte zuerst ihn und erst dann mich zu vergessen. Wir lachten. Auch meine Mutter. Ein gequältes Lachen, aber immerhin ein Lachen.

Es war schon dunkel, als wir in Warendorf ankamen. Ein modernes Haus in einem neu angelegten Park. Meine Mutter und Egon bekamen jeweils ein eigenes großes Zimmer mit Bad und Blick in den Garten. Wir luden die Möbel aus, richteten schon mal alles grob ein. Ich lernte einen netten Pfleger kennen, dem ich den Arztbrief und die Medikamente für die nächsten Tage übergab. Wir tauschten Informationen aus über Gewohnheiten und Vorlieben meiner Mutter und den Alltag und die Angebote des Heimes. Das klang erst mal gut. Der Mann wirkte kompetent und verständnisvoll. Ich vertraute ihm, auch weil mir kaum etwas anderes übrig blieb und weil ich hoffte, dass es meiner Mutter dort besser gehen würde als zuvor. Außerdem war ich mittlerweile mit den Nerven fertig und konnte meine Fassade nur noch mit großer Mühe aufrechterhalten.

Bei all dem vernünftigen Funktionieren hatte ich das Gefühl, in einen Film geraten zu sein, der sich fremd und falsch anfühlte. Es gab kein positives Szenario, an dem ich mich orientieren konnte. Allerdings fehlte mir auch die Fantasie für eine Erzählung von zwei Söhnen, die ihre an Demenz leidende Mutter in ein Heim bringen, und alles ist gut.

Sie selbst war am Ende des Tages vor allem erschöpft, zeigte sich aber gewillt, das Beste aus der Situation und der neuen Perspektive zu machen. In der Essener Klinik hatte sie den Wunsch geäußert, einen Ort zu finden, an dem sie bleiben konnte. Dieses Heim sollte es sein. Ich fuhr wieder nach Berlin, hoffte, dass alles gut werden würde, und ich freute mich darauf, mich wieder um mein eigenes Leben kümmern zu können. Erst ein paar Tage später kam die Melancholie, dann die Trauer. Ich dachte an meine Mutter und spürte die wachsende Kluft. Ein Bild setzte sich fest: Ich stehe am Ufer, meine Mutter treibt in einem kleinen Boot davon. Ich rufe ihr noch etwas zu und weiß nicht, ob sie mich versteht. Sie ist hilflos und allein.

Die Klarheit, welche die Diagnose mit sich brachte, hatte schon bald nichts Befreiendes mehr. Lange war sie vor allem ein Schock, den ich nicht mit meinem Verständnis vom Leben verknüpfen konnte. Dement bedeutet »ohne Geist«. Das Gehirn meiner Mutter schrumpft unaufhaltsam. Ihre Erinnerungen, ihr Empfinden für Zeit und Raum, ihre reflektierte Selbstwahrnehmung und auch ihre Eigenständigkeit gehen zum Teil langsam, zum Teil erschreckend schnell verloren. Bei der Vorstellung kreisen in meinem Kopf Schlagwörter wie »Sterben bei lebendigem Leib« und »Abschied vom Ich«.

Stimmt das?

Kann man Demenz, den Zustand »ohne Geist«, überhaupt *verstehen*? Ich meine jenseits von dem, was da im Gehirn schiefläuft? Ist das, was verloren geht, nicht das, was einen Menschen ausmacht? Sind Erlebnisse nicht nur dann etwas wert, wenn wir uns daran erinnern? Wie kann man erfassen, was es bedeutet, wenn sich ein Gedächtnis auflöst, wenn sich nach und nach alle Erinnerungen verabschieden? Und was bleibt übrig? Ist die Person, die jetzt noch meine Mutter ist, irgendwann nicht mehr diese Person? Ist es möglich, »sich selbst zu verlieren«? Und ... was ist ein solches Leben wert?

Ich weiß es nicht. Ich würde es aber gern verstehen, dann könnte ich darin vielleicht einen Sinn erkennen oder zumindest hineininterpretieren. Es geht dabei nicht um Mitgefühl. Es geht um die Hoffnung, die Demenzerfahrung in ein Weltbild integrieren zu können, das mir ein Mindestmaß an Halt und Orientierung gewährt. Im Moment erlebe ich die Demenz vor allem immer wieder als einen Krater in meiner Lebensanschauung, als Angriff auf mein Selbstverständnis. Als Katastrophe.

»Jeder Fall ist anders.«
Der Psychiater Hans-Georg Nehen

Ich habe einen Termin bei Professor Hans-Georg Nehen, dem Leiter der Essener Memory-Clinic, in der meine Mutter zum ersten Mal untersucht wurde. Inzwischen weiß ich, dass es viele Formen von Demenz gibt. Die bekannteste und häufigste wurde nach dem Nervenarzt Alois Alzheimer benannt, der am 25. November 1901 mit der damals einundfünfzigjährigen Auguste Deter einen der mittlerweile berühmtesten Dialoge der Medizingeschichte führte:

»Wie heißen Sie?
»Auguste.«
»Familienname?«
»Auguste.«
»Wie heißt Ihr Mann?«
»Ich glaube Auguste.«
»Ihr Mann?«
»Ach so.«
»Wie alt sind Sie?«
»Einundfünfzig.«
»Wo wohnen Sie?«
»Ach, Sie waren doch schon bei uns.«
»Sind Sie verheiratet?«
»Ach, ich bin doch so verwirrt.«
»Wo sind Sie hier?«
»Hier und überall, hier und jetzt, Sie dürfen mir nichts übel nehmen.«
»Wo sind Sie hier?«
»Da werden wir noch wohnen.«
»Wo ist Ihr Bett?«
»Wo soll es sein?«

Später äußerte Deter nach Alzheimers Aufzeichnungen mehrfach den Satz: »Ich habe mich sozusagen selbst verloren.«

Deter war unter anderem aufgrund zunehmender Verwirrtheit zu Alzheimer in die Frankfurter »Anstalt für Irre und Epileptiker« gebracht worden. Es war nicht das erste Mal, dass der damals achtunddreißigjährige Alzheimer einem Patienten oder einer Patientin mit solchen Symptomen begegnete. Doch noch niemand war so jung gewesen wie Deter. Alzheimer nannte das Phänomen »Die Krankheit des Vergessens«. Nach dem Tod Deters im Jahr 1906 obduzierte er ihr Gehirn, wo er mit einem im Vergleich zu heutigen Möglichkeiten bescheidenen Mikroskop »hirsegroße Herdchen« aus abgestorbenen Nervenzellen und Eiweißablagerungen – sogenannten Plaques – entdeckte. Seine damaligen Wissenschaftlerkollegen interessierte das allerdings alles nur am Rande.

Schließlich war die Demenz ja auch keinesfalls eine neue Erscheinung. Schon 2400 vor Christus beschrieb der ägyptische Wesir Ptahhotep das Alter so: »Kindliche Schwäche zeigt sich erneut. Wer ihretwegen tagein, tagaus dahindöst, ist infantil ... der Mund ist schweigsam, er kann nicht reden. Das Herz [nach altägyptischer Vorstellung der Sitz des Geistes; J. K.] lässt nach. Es kann sich nicht mehr an das Gestern erinnern.« Auch Shakespeares achtzigjähriger Lear war wohl nachlesbar dement.

Eine gängige Definition beschreibt das Phänomen heute als »alltagsrelevante Abnahme von Gedächtnis und anderen kognitiven Funktionen im Vergleich mit dem ursprünglichen Funktionsniveau des Patienten, die länger als sechs Monate besteht«. Nur in seltenen Fällen kommt es dabei über die verstandesmäßigen Einschränkungen hinaus auch zu Veränderungen der Persönlichkeit.

Seit Mitte der siebziger Jahre ist »Alzheimer« die am häufigsten diagnostizierte Form von Demenz. Zeitweise galt sie gar als »Modekrankheit«. Umstritten ist allerdings, ob es sich dabei tatsächlich um eine spezifische »Krankheit« oder nicht doch eher um eine Art forciertes, im Grunde aber normales Altern handelt, wie es die Experten Peter J. Whitehouse und Daniel George in ihrem 2009 in Deutschland erschienenen Buch *Mythos Alzheimer* ausführlich darlegen. Fakt ist, dass die Alzheimer-Demenz als Krankheit weder klar definiert noch hundertprozentig sicher zu diagnostizieren ist. Und unbestritten ist außerdem, dass in den Gehirnen Verstorbener immer wieder auch Veränderungen gefunden wurden, die eindeutig auf eine Alzheimer-Demenz hinwiesen, ohne dass die Betroffenen zu Lebzeiten entsprechende Symptome zeigten.

2011 machte die Wissenschaftsautorin Cornelia Stolze in ihrem Buch *Vergiss Alzheimer!* darauf aufmerksam, dass viele Ursachen für Gedächtnisstörungen wie Medikamentennebenwirkungen, Infarkte im Gehirn, Depressionen, Alkoholismus oder Austrocknung zu wenig beachtet würden. Hinter diesen »Nachlässigkeiten« vermutet Stolze unter anderem auch wirtschaftliche Interessen der an der Forschung beteiligten Pharmakonzerne und Mediziner. Das sind interessante Berichte, und es erscheint mir tatsächlich sinnvoll, vorsichtig mit dem Begriff »Alzheimer« umzugehen. Leider ändert das jedoch nichts am tatsächlichen Zustand meiner Mutter.

Insgesamt kennt die Medizin zwanzig bis dreißig weitere Formen von Demenz, etwa die Demenz mit Lewy-Körperchen, die frontotemporale Demenz oder die Pickkrankheit. Neben »Alzheimer« tritt die auf Gefäßveränderungen basierende vaskuläre Demenz, eine Art Arteriosklerose im Gehirn, umgangssprachlich »Verkalkung« genannt, am häufigsten auf. Oft wird sie zusammen mit »Alzheimer« als eine Art Mischtyp diagnostiziert. So wie bei meiner Mutter.

Betroffen ist das wohl komplexeste Organ, das die Natur hervorgebracht hat: das menschliche Gehirn. Bei einem

Neugeborenen wiegt es ungefähr ein Pfund, im erwachsenen Zustand etwa dreimal so viel. Bereits ein Fötus im Mutterleib bildet in jeder Minute bis zu 250 000 Nervenzellen. Während nach der Geburt wohl kaum noch weitere dieser Neuronen entstehen, beginnt nun die große Zeit der Verknüpfungen. Wissenschaftler schätzen, dass in den ersten Lebensjahren pro Sekunde und Quadratzentimeter der Gehirnoberfläche an die 30 000 solcher Verbindungen hergestellt werden. So verfügt ein Hirn schließlich über bis zu hundert Milliarden Nervenzellen mit jeweils Tausenden Verknüpfungen untereinander. Die versorgenden Blutgefäße kommen dabei auf eine Gesamtlänge von achtzig bis hundert Kilometern. Ein unvorstellbares Netz, in dem all unsere Erinnerungen stecken.

Grundsätzlich unterscheidet man dabei zwischen dem Kurz- und dem Langzeitgedächtnis. Unablässig erreichen unser Gehirn im Wachzustand neu gesehene, gehörte, geschmeckte, gerochene oder gefühlte Eindrücke, die je nach Art der Information entweder gleich im Langzeitgedächtnis landen oder aber im Kurzzeitgedächtnis für ein paar Sekunden oder auch Minuten zwischengelagert werden, bis entschieden ist, ob sie längerfristig abgespeichert werden sollen. Man kann sich dieses Kurzzeitgedächtnis als einen Arbeitsspeicher mit begrenzter Kapazität vorstellen, der im angeregten Wachzustand ständig überzulaufen droht. Während permanent neue Informationen eintreffen, muss unablässig die gleiche Menge an »alten«, vermeintlich unwichtigen Informationen abfließen. Das heißt, sie werden sofort wieder vergessen.

Werden Informationen längerfristig abgespeichert, verändert sich das Gehirn physisch – weshalb man gleich versuchen sollte, den gern genutzten Vergleich mit der Festplatte eines Computers zu vergessen. Im Gegensatz zu einer Festplatte, die durch einen Speichervorgang physikalisch nicht verändert wird, kommt es im Gehirn bei der

Abspeicherung einer bestimmten Information über eine chemoelektrische Reizweiterleitung zu einer jeweils speziellen Verknüpfung einzelner Nervenzellen. Dabei gilt: Je komplexer die Information, desto größer der beteiligte Zellverband.

Auf diese Weise verändert sich die Struktur unseres Gehirns mit jeder neu aufgenommenen Erfahrung. Informationen, die schon irgendwie bekannt sind, werden mit den vorliegenden Erinnerungen in Beziehung gesetzt. Das heißt, bereits bestehende Verbindungsmuster von Nervenzellen werden verstärkt und gegebenenfalls leicht verändert. Während sich Informationen, die immer wieder bestätigt und abgespeichert werden, in einem immer stabiler werdenden und somit beständigeren Netz von Verknüpfungen ausdrücken, verblassen die Verbindungsspuren jener Informationen, die nicht bestätigt werden. Das ist nebenbei auch der Grund, weshalb uns die Werbeindustrie so gern denselben Werbespot im Fernsehen innerhalb kurzer Zeit immer und immer wieder vorsetzt.

Dazu kommt, dass auch Gefühle, die mit der Information verbunden sind, für eine grundsätzlich stabilere Abspeicherung sorgen. Wer also eine bestimmte Vokabel lernen möchte, sollte sie sich öfters anschauen oder vorsagen. Wem es gelingt, dabei Freude zu empfinden, hat dann gleich noch größere Chancen, seinen Kaffee im nächsten Urlaub mal ohne Wörterbuch bestellen zu können.

Ausgelöst, also wieder hervorgerufen werden Erinnerungen, wenn ein entsprechender Reiz das Gehirn erreicht, zum Beispiel: ein Foto mit dem Gesicht der eigenen Mutter. Zu diesem Bild entsteht ein spezielles, überaus komplexes Verbindungsmuster von Nervenzellen, genau so, als ob ich es zum ersten Mal sehen würde. Dieses Muster wird dann mit ähnlichen, bereits vorhandenen Mustern verglichen. Und weil zum Bild meiner Mutter ja schon viele entsprechende Muster vorliegen, entsteht eine Verbindung zu den gespeicherten Gedächtnisinhalten. Mein Bewusstsein erkennt: »Ah! Meine Mutter!« Erinnerungen werden wach, das heißt gespeicherte Erlebnisse, Gefühle und Abstraktionen werden aktiviert. Einem Menschen mit Demenz gelingt das in vielen Fällen nicht mehr.

— Bei der Alzheimer-Demenz sterben die Gehirnzellen zunehmend ab.

Sagt Hans-Georg Nehen. Wir sitzen in seinem hellen Büro in der modernen Memory-Clinic.

— Auch die Verbindungen der Zellen untereinander werden zerstört.

Nehen ist ein eher zarter Mann, Anfang sechzig, mit einem feinen, freundlichen Lächeln. Vor gut zwanzig Jahren gründete der Arzt für Innere Medizin, Rheumatologie und Klinische Geriatrie die damals einzigartige Spezialeinrichtung. Sie ist mit zahlreichen Fachärzten und jährlich 800 bis 1000 Patienten eines der führenden Kompetenzzentren Deutschlands.

— Die Synapsen, das sind die Kontaktstellen zwischen den Nervenzellen, können nicht mehr miteinander agieren. Und mit den Verknüpfungen lösen sich die erinnerten Informationen auf.

Die ersten Anzeichen einer Demenz, die meist das Kurzzeitgedächtnis betreffen, werden in der Regel erst bemerkt, wenn bereits etwa sechzig Prozent der Nervenzellen nicht mehr funktionieren. Die Veränderungen im Gehirn beginnen aber schon Jahrzehnte, bevor die Symptome auftreten, was nichts anderes bedeutet, als dass in meinem siebenundvierzig Jahre alten Kopf der Prozess, der mir später eine Demenz beschert, schon längst begonnen haben könnte. Ganz abgesehen davon, dass im menschlichen Gehirn schon bei Fünfundzwanzigjährigen ein vollkommen normaler Schrumpfungsprozess beginnt, der sich in der zweiten Lebenshälfte beschleunigt, wenn sich pro Jahrzehnt etwa fünf Prozent unserer Nervenzellen verabschieden.

- Und wie stellt man fest, ob jemand eine Demenz hat?
- Die Diagnose einer Demenz ist ein Mosaikbild aus vielen kleinen Steinen. Je mehr Steine, desto sicherer wird das Bild.

Den allein entscheidenden eindeutigen Eiweißwert im Hirnwasser, die allein entscheidende eindeutige Entdeckung auf den Bildern der Computertomografie oder das allein entscheidende eindeutige Ergebnis eines psychiatrischen oder psychologischen Tests zur definitiven Diagnose der Demenz gibt es nicht.

- Wir steuern das Problem aus verschiedenen Richtungen an. Wir untersuchen das Hirnwasser, wir nutzen die bildgebenden Verfahren der Computertomografie, schon um einen Tumor ausschließen zu können. Wir untersuchen aus der psychiatrischen Perspektive. Wir machen internistische Untersuchungen, weil auch ein schlecht eingestellter Blutdruck oder Diabetes zu Hirnveränderungen führen können. Dann gibt es halb strukturierte Gespräche mit einem Psychologen, die etwa die Lebensgeschichte, mögliche Traumatisierungen in der Vergangenheit oder auch den normalen Tagesablauf betreffen. Am Ende tragen wir die Ergebnisse zusammen und machen uns ein Bild.

Ergänzt wird das alles in der Memory-Clinic durch die Beobachtung der Patienten während ihres in der Regel einwöchigen Aufenthalts. So beeindruckend der Aufwand zur Umzingelung einer Demenz ist, so sehr offenbart sich auf der anderen Seite aber auch die Hilflosigkeit und Unsicherheit der Mediziner. Nehen macht kein Geheimnis daraus, dass die strikt naturwissenschaftliche Ausrichtung der Medizin beim Umgang mit Menschen mit Demenz nur sehr bedingt weiterhilft.

- Gibt es so was wie einen klassischen Verlauf bei der Demenz? Dass man etwa erst die Handtasche vergisst und dann die Orientierung verliert?

Nehen antwortet mit einem Lächeln und einem Lehrsatz.
– Wenn man einen Alzheimer-Patienten kennt, kennt man genau einen Alzheimer-Patienten!

Jeder Fall ist anders. Ganz allgemein lässt sich allerdings sagen, dass die vaskuläre, also gefäßbedingte Demenz, eher in Schüben voranschreitet, wohingegen die Alzheimer-Form etwas kontinuierlicher verläuft. Der Prozess kann sich über drei oder auch zwanzig Jahre hinziehen, wobei Nehen davon ausgeht, dass es bei einem durchschnittlichen Verlauf etwa neun Jahre dauert, bis der Patient stirbt.

– Es gibt da große Unterschiede. Einer kann noch gut rechnen, eine noch gut lesen, und der andere kann sich noch gut orientieren. Für die Angehörigen ist es manchmal sehr schwierig, das zu verstehen.
– Wovon hängt das ab?
– Davon, welche Bereiche im Gehirn betroffen sind. Aber auch davon, was die Person oft und vor allem gern gemacht hat. Wie stark ebendiese Erinnerungen verankert sind.

Nehen erzählt die Geschichte eines Rechtspflegers mit mittelschwerer Demenz, der seine beruflichen Aufgaben ausgesprochen ernst genommen hatte. Nachdem er schon lange außer Dienst war, wurde an seiner früheren Arbeitsstätte eine entscheidende Akte für einen besonders wichtigen Prozess vermisst. Man überlegte, den Rechtspfleger zu fragen, verwarf die Idee aber wieder. Der Mann konnte in der eigenen Wohnung, in der er betreut wurde, die Küche schon nicht mehr vom Bad unterscheiden. Schließlich, die Verzweiflung im Gericht war sehr groß, fragte man ihn aber doch.

– Der Mann konnte genau sagen, wo, in welchem Keller, in welcher Ablage diese verdammte Akte lag. Die rasten dorthin und fanden sie tatsächlich. Unglaublich. Aber dieses Gericht war einfach sein Leben.

Nehen lächelt wieder, und ich muss an die depressiven Zustände meiner Mutter denken.
- Ist meine Mutter depressiv, weil sie mit ihrem gewohnten Alltag nicht mehr klarkommt, weil ihre Welt zerbröselt?

Nehen lehnt sich zurück, wiegt den Kopf.
- Eine Depression ist im weitesten Sinne eine Stoffwechselstörung des Gehirns. Dieses »ich spüre oder merke, es stimmt was nicht, und ich werde depressiv« ist vielleicht ein Baustein, kann aber nicht die alleinige Ursache sein. Es gibt ja auch eine Menge Menschen mit Demenz, die nicht depressiv werden. Andererseits kann man die Depression anfangs durchaus mit einer Demenz verwechseln. Auch da kann die Denkleistung eindeutig beeinträchtigt sein. Das legt sich aber, wenn man die Depression in den Griff bekommt, was uns in der Regel gelingt.

Üblicherweise, so auch bei meiner Mutter, wird versucht, mit verschiedenen Medikamenten die Symptome der Demenz zumindest abzuschwächen. Obwohl mit Mitteln wie Aricept, Exelon, Ebixa und Reminyl Milliardenumsätze erzielt werden, sollte man damit aber keine allzu großen Hoffnungen verbinden. Während einerseits behauptet wird, dass die Medikamente die Demenz im besten Fall für etwa ein Jahr ausbremsen, erklären andere Experten, dass sie den Verlauf nicht aufhalten, dafür allerdings die Befindlichkeit der Betroffenen verbessern.
- Welche Aussichten bietet die medizinische Forschung?

Nehen lehnt sich zurück. Die Wissenschaft, so heißt es, hat bisher etwa fünf Prozent des Gehirns verstanden. Die rund 25 000 weltweit tätigen Demenzforscher mussten in den letzten Jahren immer wieder herbe Rückschläge hinnehmen. Allein zwischen 2004 und 2008 wurden 73 Projekte zur Medikamentenentwicklung gestoppt – weil die Nebenwirkungen zu groß waren oder weil die Mittel keine Wirkung zeigten.

— Man weiß mittlerweile zwar recht genau, was da biochemisch im Hirn passiert, und hat auch einige Ideen, wie man da eingreifen könnte. Aber das sind Eingriffe in den hochkomplexen Gehirnstoffwechsel. Im Moment ist das noch eher so, als wollten Sie mit einem Vorschlaghammer eine Quarzuhr reparieren.

Obwohl heute immer weniger Fachleute an die Möglichkeit einer Impfung glauben, hofft Nehen, dass eine solche Option vielleicht in fünfzehn Jahren zur Verfügung stehen könnte. Für meine Mutter, aber auch für ihn und mich ist es dann zu spät.

— Kann man sein persönliches Risiko ermitteln?
— Ja, kann man. Technisch ist es kein Problem, mit einer Genuntersuchung sein Risiko abzuschätzen. Mehr aber auch nicht.

Während ich noch überlege, was das wohl kosten würde, rät Nehen schon ab. Wer weiß, dass er mit vierzigprozentiger Wahrscheinlichkeit eine Demenz bekommt, bekommt sie zu sechzig Prozent nicht, wird aber trotzdem sein Leben lang Angst haben.

— Haben Sie selbst Angst, dement zu werden?

Diesmal ist seine erste Antwort eine Pause.

— Ich weiß es nicht. Manchmal, wenn ich sehe, wie zufrieden gut versorgte Demenzpatienten sind, denke ich tatsächlich, dass die sich keine Sorgen machen müssen, wie der Laden hier läuft und so weiter.

Er lacht.

— Und wenn ich es hier dann mal furchtbar leid bin, dann denke ich daran, wie es wäre, jetzt selber …

Er lacht nicht mehr und führt den Satz nicht ganz zu Ende.

— Aber dann habe ich auch wieder Angst und denke »Verflucht, das darf nicht sein!«

Nehen hält immer wieder Vorträge vor interessierten Laien und hört dort häufig die Frage »Was bedeutet es, wenn ich nicht mehr weiß, wo mein Schlüssel liegt?« Eine Frage, die

ich mir seit der Diagnose meiner Mutter auch regelmäßig stelle, wenn ich mal wieder nicht weiß, wo mein Schlüssel liegt. Also, was macht man, wenn man in so einer Alltagsklemme steckt?
– Ja, dann suche ich.
– Und wie sucht man?
– Man überlegt zum Beispiel, wann und wo man ihn zuletzt in der Hand hatte, welchen Anzug man da anhatte oder wo man den Schlüssel normalerweise ablegt.

Offensichtlich kochen auch Demenzexperten beim Schlüsselsuchen nur mit Wasser.
– Ja, so ungefähr mache ich das auch. Und ...?
– Na, dann ist doch gut. Sie haben eine Struktur, wie Sie an das Vergessene rankommen. Das hat der Demente nicht. Dem geht diese Struktur ganz früh verloren. Und daher kommen auch die Schuldzuweisungen. Der Schlüssel ist weg ... Dann hat ihn einer genommen! Mein Portemonnaie ist weg ... Hier klaut einer!

Das führe immer wieder, so Nehen, zu bitteren Vorwürfen, schrecklichen Streitereien und viel zu oft in die soziale Katastrophe.
– Wir haben vor Kurzem hier einen Mann diagnostiziert, der vor nicht allzu langer Zeit geschieden wurde. Da kam dann die Frau zu mir ... »Mein Gott, der ist ja dement. Wenn ich das gewusst hätte! Was hätten wir alles vermeiden können ...«

Für einen langen Moment ist es still im Raum. Dann sagt Nehen, dass man sich vor allem als Angehöriger vor der Demenz nicht verstecken darf. Und davonlaufen solle man auch nicht.
– Das ist diese unheilige Allianz – der Patient ahnt, dass es etwas Schlimmes ist, und die Angehörigen denken: »Um Gottes willen, das wird es doch nicht sein!« Und beide verdrängen, beide wollen es nicht wahrhaben.

Das kommt mir bekannt vor. Wichtig ist eine saubere Dia-

gnose, sagt Nehen, und Zeit, sie zu verdauen. Gerade für die Angehörigen.
- Das kann verdammt lange dauern.
- Und dann?
- Dann kommt der zweite Schritt. Die Kommunikation mit dem Betroffenen läuft jetzt nicht mehr auf der Ebene des Verstandes, sondern fast nur noch auf der emotionalen Ebene ab.

Ich suche für mich nach Bildern für diese Kommunikation auf emotionaler Ebene. Nehen hilft mit einem Beispiel.
- Nehmen Sie einen Mann, der mit seiner Frau einen Krimi im Fernsehen sieht und plötzlich sagt, dass er nach Hause will. »Das hier ist doch dein Zuhause«, sagt seine Frau. So kommen die aber nicht weiter. Es geht darum, dass der Mann Angst hat. Dem Krimi kann er ohnehin nicht mehr folgen. Aber es wird dunkel, er ist überfordert und fragt sich, was da gerade um ihn herum passiert. Im Grunde sucht er Geborgenheit. Und für diese Geborgenheit, die er sucht, steht dieses »nach Hause«. Und was bekommt er, wenn er das äußert? Die Ansage, dass er alles vergisst!

Besser wäre es, sagt Nehen, den Betroffenen in so einer Situation zur Entspannung einfach in den Arm zu nehmen.
- Auf der rationalen Ebene können Sie bei einem Demenzpatienten genau gar nichts erreichen.

Erinnerungen III

»Haben deine Eltern sich in irgendeiner Form politisch betätigt?«

»Nein. Da war mein Vater auch nicht der Richtige für. Der war eigentlich ein lustiger Mann, der keine Probleme haben wollte. Bei uns zu Hause hatte Mutti alles in der Hand. Papa kriegte sein Geld in einer Lohntüte, gab es bei Mutti ab und kriegte zehn Mark für Tabak oder so was. Das wollte der aber auch so, der hatte keine Lust, Verantwortung zu übernehmen. Ich weiß, dass Mutti oft sagte: ›Ach, wenn ich nur einmal auch so mit nichts was zu tun hätte!‹ Sie musste das alles einteilen. Mir ist auch jetzt mal eingefallen: Ich hab da Akkordeon-Unterricht gehabt, die Stunde kostete zwei Mark. Die lagen immer in einem Mokka-Tässchen im Küchenschrank, damit die ja da waren, wenn der Lehrer kam. Das war schon alles recht knapp bei uns. Damals wurde auch nicht so viel verdient. Papa hat auch oft Überstunden gemacht. Als er dann bei der Stadt arbeitete, da kriegten die schon Kindergeld. Das war was Besonderes.«

»Wie war das mit deinen Brüdern?«

»Joachim ist 44 geboren und Günther 47. 1944 war ja noch Krieg. Das war schlimm. Wir hatten viele Luftangriffe. Die zielten vor allem auf Dortmund, aber wir bekamen auch Bomben ab und mussten dann immer in den Bunker rennen.«

»Wie weit war das?«

»Fünf Minuten. Ich bin ja gerannt wie so eine Wilde, Stühlchen an der Hand und weg. Joachim haben wir mitgenommen. Der schrie immer in dem Bunker und wurde ganz blau. Und da haben wir erst gemerkt, dass der was am Herzen hatte. Der konnte dann nicht mehr mit, und *meine Mutter ist mit ihm zu Hause geblieben. Ihr Vater auch. Aber mir war alles egal. Ich hatte solch eine Angst vor dem Lärm und dem Krach. Meiner Oma war genauso bang. Sobald die Sirenen gingen, rannte die mit mir los. Anfangs sind wir ja noch immer bei uns im Keller geblieben. Das war manchmal sogar ganz lustig. Da saßen wir alle zusammen und hatten diese Petroleum-Lampe unten stehen, und dann holte jeder mal ein Glas eingemachtes Obst. Da haben wir gesessen und erzählt, von früher, oder was wir machen würden, wenn mal kein Krieg mehr ist. Eigentlich passierte ja nicht viel. Einmal aber gab es einen Einschlag. Joachim war in eine Decke gehüllt und wurde fast von einem Splitter getroffen. Wenn der das Gesichtchen nicht bedeckt gehabt hätte, wäre ihm was passiert. Der war noch ganz klein. Als es dann aber immer schlimmer wurde, war der Keller auch nicht mehr sicher. Meine Mutti, mein Opa und Joachim, der ja im Bunker keine Luft bekam, sind dann einfach in der Küche meiner Großeltern geblieben. Das war schon sehr mutig.«*

Ein böser Traum

Auszug aus dem Pflegebericht

> Die Bewohnerin ist heute in Begleitung ihrer Söhne aus Münster und aus Berlin zu uns in den Wohnbereich gezogen. Sie hat ihre eigenen Möbel mitgebracht. Die Bewohnerin ist gestern aus dem Elisabeth-Krankenhaus in Essen entlassen worden, wo sie sich eine Woche in der Geriatrie wegen Demenz mit begleitender Depression und Angstzuständen (Psychosen) behandeln lassen hat. Die Bewohnerin ist sehr schlank und sagt selbst, dass sie nicht noch mehr abnehmen möchte. Sie leidet an einer demenziellen Entwicklung mit begleitender Psychosomatik. Motorisch ist sie hauptsächlich nachts unruhig, was sich aber unter medikamentöser Behandlung schon gebessert hat. In der Pflege braucht sie Anleitung und Strukturierung. Sie lässt sich bei Gruppenarbeiten und Beschäftigung gut integrieren. Bei der Nahrungsaufnahme braucht sie Anleitung und Überwachung. In Gesellschaft isst und trinkt sie aber gut.

Meine Mutter ist in einem professionellen Pflegesystem zu »einem Fall« geworden. Vieles an Privatheit geht verloren. Ich habe Angst, dass man sie als Objekt und nicht als Mensch behandeln könnte. Um dem entgegenzuwirken, habe ich für das Heim einen kurzen Lebenslauf meiner Mutter geschrieben. Wer ihre persönliche Geschichte kennt, so der Gedanke, wird sie anders wahrnehmen. Sie selbst war damit einverstanden. Doch obwohl ich natürlich auf allzu private Details verzichtet habe, hat dieser Vorgang auch etwas Entblößendes. Meine Mutter hätte ihre Geschichte diesen noch völlig fremden Menschen vermutlich anders erzählt.

Immer wieder frage ich mich, ob wir etwas falsch machen. Welche Alternativen gibt es? Vieles dreht sich dabei im Kreis, und ich habe ein schlechtes Gewissen.

Zwei Wochen nach ihrem Umzug bin ich wieder bei ihr. Ein Vormittag im November. Sie hat gut geschlafen, immerhin. Wir gehen spazieren. Die Sonne strahlt, ohne zu wärmen.
– Weißt du, dass du eine Demenz hast?
– Ja.
Ihre Antwort kommt zögernd. Langsam schiebt sie eine mittellange Haarsträhne zurück unter die Mütze. Noch ist das alte Blond nicht gänzlich vom neuen Grau verdrängt. Eine gutaussehende Frau, hieß es immer und heißt es auch heute noch. Ich kann dazu nichts sagen, sie ist meine Mutter. Als Kind war sie die schönste Frau meiner Welt.
– Wie fühlt sich das an?
Ich habe einen Arm um ihre Schultern gelegt, halte ihre Hand, ihre langen, schlanken Finger. Sie sind kalt. Sie kuckt mich an, versucht ein Lächeln, wendet sich wieder ab, schaut zu Boden, schweigt.
– Wie fühlt sich das an, Mama?
Durch den dicken Mantel spüre ich ihre Schulterknochen.
– Wie fühlt sich was an?
Sie hebt den Kopf. Ganz ruhig. Ihre Augen glänzen, der Blick geht mehr nach innen. Ihre Müdigkeit ist neu für mich. Ich weiß noch nicht, welche Medikamente sie bekommt, welche Nebenwirkungen die mit sich bringen.
– Dass du eine Demenz hast.
Ein kleines Zucken in ihren Schultern. Sie wirkt zerbrechlich. Dabei hat sie sich immer darum bemüht, jung zu bleiben oder zumindest zu wirken. Modische Kleidung, viel Sport, Reisen, Theaterbesuche, Nähe zu ihren Kindern, ihren Enkeln. Ich nehme sie noch ein wenig fester in den Arm, will sie vor der Kälte schützen. Zumindest vor der Kälte. Wieder schaut sie mich an. Jetzt versuche ich zu lächeln.

– Mama, wie fühlt sich das an, dass du eine Demenz hast? Wieder ein schwaches Beben ihres Körpers. Der Begriff ist noch fremd. Er passt noch nicht. Doch sie scheint zu wissen, was ich meine. Ihre Antwort kommt leise, aber deutlich.
– Undurchsichtig.
Sie schaut wieder zu Boden, als läge dort im Kies eine Antwort. Ich stelle mir ihre Erinnerungen wie eine große, schöne Sandburg an der Nordsee vor. Und dann kommt die Flut.

Später sitzen wir in ihrem Zimmer. Meine Mutter hat einen Schrank, eine Kommode, einen Tisch, zwei Sessel und einen Kronleuchter mitgebracht. Das Bett gehört der Einrichtung. Es ist ein Pflegebett, an dem sich per Knopfdruck alles Mögliche verstellen lässt, was Mascha, wenn sie mich begleitet, jedes Mal ausgiebigst nutzt. An den Wänden hängen viele Bilder, die meisten sind selbst gemalt, von Mascha oder von mir, als ich noch ein Kind war. Dazu überall Fotos von der Familie, im Urlaub oder auf Familienfeiern. An der Tür zum Bad hängt ein riesiges, von Mascha gebasteltes »WC«-Schild, das meiner Mutter die Orientierung erleichtern soll, was aber nur bedingt gelingt. An der Gestaltung des Raumes hat sie sich kaum beteiligt, sie ist aber nach wie vor bereit, sich auf die neue Umgebung, die neue Situation einzulassen. Eigentlich ist es ein schönes Zimmer. Und doch ist es ein Heimzimmer. Es ist nicht ihr Zuhause. Das wird es nie werden.

Der Blick geht durch das große Fenster auf eine Wiese, ein paar junge Bäume, eine Hecke. Egon wohnt auf der gleichen Etage, zwanzig Meter und zwei Ecken weiter. Ein Weg, den meine Mutter ohne Hilfe nicht findet.

Fast beiläufig sagt sie: »Ich wünschte, das ist ein böser Traum: Ich wache auf, und alles ist gut.« Was soll ich sagen? Mir geht es genauso. Ich nehme sie in den Arm und schweige.

Eine Woche später erreicht mich in Berlin ein Anruf aus dem Heim. Eine Pflegerin bittet mich, mit meiner Mutter zu sprechen. Die ist völlig aufgelöst, weiß nicht, wo sie sich befindet, was sie da soll. Sie will das Heim sofort verlassen und glaubt der Pflegerin kein Wort. Die wiederum ist überfordert und hofft nun auf meine Hilfe. Meine Mutter erkennt meine Stimme. Es gelingt mir, sie zu beruhigen. Sie gibt zu, dass sie manchmal Dinge durcheinanderbringt, sie lässt sich von mir sagen, dass dieses Heim ihr »neues Zuhause« ist, dass sie der Pflegerin glauben und vertrauen kann. Sie widerspricht mir nicht. Zum Abschied sagt sie: »Ich weiß nicht.«

Ich lege auf – und weiß auch nicht. Diese Demenz bringt den Blues. Meine Hilflosigkeit macht mich wütend. Ich weiß nicht wohin mit meiner Wut und gehe joggen. Von Berlin nach Warendorf sind es knapp fünfhundert Kilometer, mindestens fünf Stunden mit dem Auto, wenn ich eines hätte. Ähnlich lang dauert die Reise mit der Bahn. Vor Einbruch der Nacht wäre ich nicht da. Und wenn ich da wäre? Auch das weiß ich nicht. Drei Stunden nach dem Telefonat ruft meine Frau im Heim an. Meine Mutter wirkt gefasst. Die beiden singen am Telefon gemeinsam Weihnachtslieder. Meine Mutter tut das eher leise. Sie sei mit einer Reisegruppe unterwegs und wolle sich nicht in den Vordergrund drängen. Danach spreche ich mit der Pflegerin. Meine Mutter habe sich beruhigt, sagt sie.

Trotzdem schlafe ich schlecht. Ich versuche mir vorzustellen, wie es wäre, wenn meine Mutter irgendwann meinen Namen vergessen haben sollte. Es will mir nicht gelingen.

»Nichts haben wir im Griff.«
Der Alternswissenschaftler Andreas Kruse

Eine öffentliche Tagung des Deutschen Ethikrates im großen Sitzungssaal der altehrwürdigen Hamburger Handwerkskammer. Thema der Veranstaltung: »Demenz – Ende der Selbstbestimmung?« Bevor es losgeht, tragen Mitarbeiter noch zusätzliche Stühle in den überfüllten Raum. Mehr als dreihundert Zuhörer haben sich in dem hohen, holzvertäfelten Saal eingefunden.

Es geht um Demenz nicht nur als »Herausforderung für Angehörige, Pflegende und Medizin, sondern für die ganze Gesellschaft«. Deswegen werden in den Begrüßungsreden auch erst mal die aktuellen Zahlen zum »Dämon Demenz« referiert. In Deutschland ist etwa jeder Vierzehnte über sechzig Jahre und jeder Dritte über achtzig Jahre davon betroffen. Das sind insgesamt ungefähr 1,3 Millionen Menschen. Jedes Jahr kommen je nach Schätzung zwischen 200 000 und 300 000 neue Fälle dazu. In Österreich sollen aktuell 130 000 und in der Schweiz 120 000 Menschen mit Demenz leben. Dass die Zahl unaufhaltsam zunimmt, ist auf unsere gestiegene und weiter steigende Lebenserwartung zurückzuführen. Während diese um 1900 in Deutschland noch bei vierzig Jahren lag, gehen Statistiker bei einem heute geborenen Kind von der doppelten Lebenszeit aus. So gesehen, ist die altersbedingte Demenz nichts anderes als der Preis für unseren Wunsch nach einem langen Leben.

Die meisten Referenten tragen einen Professorentitel, auch eine ehemalige Ministerin ist dabei. Sie sprechen von »wuchernden Eiweißen«, dem »Angriff auf unser Selbstverständnis«, »der Kunst des Alterns« und zitieren Simone de Beauvoir mit der sympathischen Erlaubnis, »vom Leben erschöpft zu sein«. Zwischendurch steht eine Frau mit beginnender Demenz auf der Bühne, die an die »Verantwortung der Gesellschaft« erinnert und die Anwesenden auffordert, »Achtsamkeit, Langsamkeit: kurz Menschlichkeit« zu lernen.

Am nachhaltigsten beeindruckt mich der Gerontologe Andreas Kruse. Der agile, selbstbewusste Professor aus Heidelberg zählt zu den renommiertesten Alternswissenschaftlern Deutschlands. Er spricht von der »bemerkenswert positiven emotionalen Befindlichkeit dementer Menschen« und dem »Genuss des Augenblicks«, um den man immer wieder kämpfen müsse. Seine positive Perspektive überrascht mich. Darüber wüsste ich gern mehr.

In umfangreichen Studien hat Kruse mit Kollegen dargelegt, dass Menschen mit Demenz Alltagssituationen emotional differenziert wahrnehmen können und zudem in der Lage sind, ihre emotionale Befindlichkeit nonverbal auszudrücken. Demnach ist es für Pflegende, denen es gelingt, diese vorwiegend mimischen Äußerungen wahrzunehmen und einzuschätzen, durchaus möglich Freude, Wohlbefinden, Ärger, Wut, Traurigkeit oder Scham der Betroffenen zu erkennen und darauf einzugehen. Dadurch wird ihre Selbstbestimmung unabhängig vom Stadium ihrer Demenz unterstützt und ihre Lebensqualität gesteigert.

Dass das im Pflegealltag allerdings nur unzureichend umgesetzt wird, offenbart der Pflegereport der Medizinischen Dienste der Krankenversicherungen von 2012. Demnach wurde zuletzt bei nur gut der Hälfte der Menschen mit Demenz das Wohlbefinden ermittelt. Darüber hinaus geht Kruse davon aus, dass auch Menschen mit weit fortgeschrittener Demenz einen ausgeprägten Spürsinn für Echtheit und Authentizität haben und sensibel registrieren, ob sie als Persönlichkeit gesehen und geachtet werden. Gerade weil ihr Gedächtnis und die verstandesmäßigen Fähigkeiten beeinträchtigt sind, nehmen sie Situationen und zwischenmenschliche Beziehungen verstärkt intuitiv wahr.

Kruse zu sprechen, ist nicht ganz einfach. Aufgrund der Forschung und der Veröffentlichungen seines Instituts ist er ein sehr gefragter Experte. Nach einigen Anläufen treffe ich ihn in einem Café am Berliner Flughafen Tegel.

— Für mich ist die neurodegenerative Demenzerkrankung für die Nervenzelle das, was der Tumor für die Körperzelle ist — sie beschreibt die letzte Grenze unseres Lebens.

Kruse braucht nicht lang, um auf das für ihn Grundsätzliche zu kommen. Dann erzählt er von einem Onkel, der zur Demenz forschte und schließlich selbst eine bekam.

— Es gibt ganz klar diesen engen Zusammenhang zwischen Lebensalter und Demenz. Viele meiner Kollegen sind davon überzeugt, dass es irgendwann jeden trifft, wenn er nur lang genug lebt. Wir sterben einfach nicht mehr die raschen Tode.

— Und was folgt daraus?

— Wenn anerkannt wird, dass es jeden treffen kann, geht man natürlich anders damit um.

Kruse hat sich in seinen Veröffentlichungen immer wieder dazu geäußert, inwieweit die Begegnung mit einem Menschen mit Demenz, insbesondere bei Angehörigen, nicht nur Unsicherheit, sondern auch massive Ängste auslösen kann. Es geht um die eigene Zukunft und das »nicht gelingende Altern«. Hans-Georg Nehen hat ebenfalls darüber gesprochen, was es für jeden Einzelnen, aber auch für eine ganze Generation bedeutet, wenn Vorbilder, also die eigenen Eltern, auf eine bedrückende Weise altern.

— Haben Sie persönlich Angst davor, dement zu werden?

— Überhaupt nicht. Ich denke, ich könnte damit leben. Ich glaube allerdings, dass man sich auf das Alter sehr gut vorbereiten muss. Ich halte das schon für eine sehr schwierige Lebensphase. In der Kultur unserer Gesellschaft wird das sehr gern verdrängt. Was den Menschen im hohen Lebensalter abverlangt wird, ist schon gewaltig.

Dabei geht es nicht nur um die individuelle Herausforderung. Laut der Weltgesundheitsorganisation ist Demenz »eine der bedeutendsten gesellschaftlichen, gesundheitlichen und ökonomischen Risiken des 21. Jahrhunderts«.

– Wir sprechen immer von der »Aktivität und Produktivität« älterer Menschen, solange sie geistig fit sind. Aber was ist mit denjenigen, bei denen schwere kognitive Einbußen bestehen? Ein Dementer ist irgendwann nicht mehr produktiv, sondern ein Kostenfaktor.

Die jährlichen Durchschnittskosten für einen Patienten mit Demenz liegen laut Robert-Koch-Institut in Deutschland bei 44 000 Euro, während sich die Belastungen weltweit nach Angaben der Welt-Alzheimer-Gesellschaft auf sechshundert Milliarden US-Dollar pro Jahr summieren sollen. Das ist etwa ein Prozent der globalen Wirtschaftsleistung. Für Kruse geht es angesichts dieser Herausforderungen um eine Kultur des »mitverantwortlichen Lebens in Gemeinschaft«.

– Wenn die nicht entwickelt ist, kann es dazu kommen, dass in Bezug auf demente Menschen gefragt wird: Was will der hier noch? Das ist natürlich desaströs.

– In welcher Form könnte sich die Gesellschaft darauf vorbereiten?

– Wir müssen mit unserer Vorstellung, alles zu können und hinzukriegen, vorsichtig sein. Wir müssen uns in unserer »Gesellschaft des langen Lebens« mit dieser Verletzlichkeit konfrontieren. Unsere ganze Einstellung zum Leben ist durch die Demenz in hohem Maße betroffen.

Kruse erzählt, dass er von Kollegen aus der Wissenschaft hin und wieder auch bewusst und betont provokativ gefragt werde, warum man das Problem nicht mit »einer

Spritze erledigen« könne. Öffentlich würde aber niemand solche endgültigen »Lösungs«-Vorschläge formulieren, geschweige denn dafür plädieren. Allerdings ist das eine klassische Methode, an einem Tabu zu kratzen.
— Das Phänomen der Demenz fordert unsere Gesellschaft in einem hohen Maß in ihrer Empathiefähigkeit und Solidarität. Das können wir nicht alles über Institutionen regeln. Das wäre der Untergang.

Er lehnt sich zurück, leert seine Kaffeetasse, schaut auf die Uhr.
— Diese ganzen Diskussionen über die Finanzierung der Pflegekassen und die Kriterien der einzelnen Pflegestufen sollen uns vormachen, dass wir das im Griff haben. Letztlich ist das fatal, weil uns das in die Irre führt. Nichts haben wir da im Griff.

Kruse muss weiter zum nächsten Termin, und ich buche ein Zugticket für meinen nächsten Besuch in Warendorf ein paar Tage später. Die Begegnung mit dem Alternsforscher wirkt nach.

Die Demenz meiner Mutter entwickelt sich immer stärker zu einer Herausforderung für mein Menschenbild, für meine Vorstellung vom Leben und für mich selbst. Nach Kruse kann eine solche »reflektierte und verantwortliche Auseinandersetzung mit Verlusten sowie mit der eigenen Endlichkeit« durchaus »zur Erfüllung des Lebens« beitragen. Klingt gut, fühlt sich nur gerade nicht so an.

Ich stürze mich in die Fachliteratur und häufe auch dank der Berliner Bibliotheken rasch einen stattlichen Stapel an relevanten Veröffentlichungen an – erst auf dem Schreibtisch, dann auf dem Boden meines Arbeitszimmers.

Erinnerungen IV

»*Musste jemand aus eurer Familie in den Krieg?*«

»*Ja, mein Vater. Papa war im Krieg. Aber er ist ziemlich spät eingezogen worden. Wieso, weiß ich auch nicht. Wir hatten ihn auch mal besucht, wo er stationiert war, im Sauerland. Er war da in so einem Vorbereitungslager, würde ich sagen. Da lag ganz hoch Schnee. Mutti, Tante Gerda und ich sind sonntagmorgens mit dem Zug hingefahren. Ach, das war eine Himmelfahrt! Er durfte mit einem Kollegen, einem Kameraden mit uns ... Ich kann mich nicht erinnern, ob wir in einer Kneipe waren ... Ich weiß, dass wir durch einen so tief verschneiten Wald gingen. Und dann hab ich immer gesagt: ›Papa komm doch bitte mit nach Hause!‹ Als der Krieg aus war, ist er auch noch da ins Sauerland hingefahren und hat Hühner mitgebracht.*«

»*Und was musste er machen?*«

»*Ich weiß es nicht. Der wurde irgendwie ausgebildet. Dann kam er zurück. Das weiß ich noch ganz genau. Am 9. April kam er, der 13. ist ja mein Geburtstag, und brachte noch jemanden mit. Wir lebten da schon im Keller. Es traute sich ja keiner mehr raus. Ich hatte eine Matratze im Kartoffelschoß. Und da kam Papa nach Hause und hatte mir einen Füller mitgebracht, weil ich ja Geburtstag hatte. Und dieser Kollege, der Kriegskamerad, der war mit bei uns, der lebte eigentlich woanders. Der hat die erste Nacht bei uns geschlafen und der hatte Läuse, und hinterher hatten wir alle Läuse. Und dann kann ich mich noch daran erinnern, dass ...*«

»*Warte bitte mal, warum wart ihr im Keller?*«

»*Wegen der Bombenangriffe. Tagsüber waren wir vielleicht mal oben im Haus. Aber sobald wir was hörten, rannten wir runter. Und als die Amerikaner kamen ...*«

Dünnes Eis

Auszug aus dem Pflegebericht

Um ca. 23.50 Uhr habe ich bemerkt, dass die Bewohnerin im Schwesternzimmer die Fenstertür geöffnet hat. Ich bin rausgegangen, um nachzusehen, ob jemand draußen ist. Da ich niemanden sah, habe ich die Station abgesucht und gemerkt, dass die Tür zum Zimmer der Bewohnerin offen stand, diese selbst aber nicht in ihrem Bett lag. Danach bin ich zu ihrem Lebensgefährten gegangen, wo sie aber auch nicht war. Dann habe ich die Polizei angerufen und die Situation geschildert. Um ca. 0:30 Uhr waren die Beamten vor Ort. Sie suchten das ganze Haus ab, während eine zweite Streife die Umgebung des Hauses absuchte. Schließlich fand man die Bewohnerin in der Höhe der Höfe Lohmann. Um ca. 1:20 Uhr war sie wieder im Heim.

Das sind keine guten Nachrichten. Ein Polizeihubschrauber mit Wärmebildkamera soll schon startbereit gewesen sein, als meine Mutter doch noch wieder auftauchte.

Die Bewohnerin konnte sich noch an ihren nächtlichen Ausflug erinnern. Sie hatte nicht vor, gezielt wegzulaufen. Sie meinte, dass sie einen Kurzschluss im Gehirn hatte und immer dem Licht nachgelaufen ist. Bewohnerin ist auch am Tag völlig orientierungslos.

Immerhin kann sie sich ihren Ausflug auch am nächsten Tag noch ins Gedächtnis rufen. Egons Herz hat die Aufregung vermutlich nicht allzu gut getan. Ich frage mich, was das war: Der Fluchtversuch einer erwachsenen Frau? Der nächtliche Spaziergang einer hilflosen Person? Was hat sie getrieben? Neugier, Panik? Meine Mutter will nicht darüber reden. Die »Angelegenheit« ist ihr etwas unangenehm. Und doch glaube ich bei ihr auch eine Prise Genugtuung über diesen Akt der souveränen Selbstbestimmung zu erkennen.

Die Demenz und der Umzug ins Heim sind ein Bruch in ihrem Leben. Es passt nicht. *Noch* nicht, hoffe ich. Egon ist eine Stütze, obwohl er selbst mit gesundheitlichen Problemen kämpft und mit seinem Schicksal hadert. Immer wieder erinnert er sich und uns an die schwierigen Umstände, die er im und nach dem Krieg bewältigen musste. Es klingt, als ob er seinen Umzug ins Heim mit einer Art Gefangenschaft vergleicht. Die beiden sind im Moment jeder für sich bestimmt nicht glücklich, aber sie sind ein Paar, das zusammenhält, das sich bemüht, den Alltag zu bewältigen, der neuen Situation etwas abzugewinnen. Sie motivieren sich gegenseitig zu kleinen Spaziergängen, erinnern sich an die Einnahme ihrer Medizin und bewahren gemeinsam Haltung. Dass die beiden rührend zusammenhalten, ist ein Trost und auch eine Entlastung. Ich wüsste nicht, wie es anders gehen sollte.

Oft liege ich in dieser Zeit nachts wach, denke an meine Mutter, an ihr Schicksal. Es sind traurige Gedanken. Ich möchte sie retten und beschützen und merke, dass meine Ressourcen langsam ausgereizt sind. Ich arbeite freiberuflich, bin immer wieder auf Reisen, auch meine Frau ist berufstätig. Wir sind froh, dass es gelingt, die Kinder gut großzuziehen. Für einen Pflegefall im Haushalt ist kein Platz, keine Zeit, keine Kraft. Bei meinem Bruder ist es genauso. Meine Mutter hatte nie die Erwartung geäußert, bei uns alt zu werden. Sie hätte sich aber wohl auch nicht dagegen gewehrt. Aber es geht nicht. Das heißt, ich will dieses

Leben, wie ich es führe und liebe, nicht aufgeben. Punkt. Oder besser »Komma«, denn ein Unbehagen bleibt. Ich bemühe mich, sie so oft wie möglich zu besuchen, obwohl ich mich mit der Atmosphäre im Heim noch nicht wirklich anfreunden kann.

Anfangs musste ich häufig an das düstere Altenheim in Michels Lönneberga denken, dessen Bewohner eher dahinvegetieren denn leben, bis der kleine Held sie befreit. Das Altenheim meiner Mutter ist modern und hell. Und doch ist die Atmosphäre von einer Art *Warten auf Godot*-Stimmung beherrscht. Obwohl … Eigentlich ist es ein Warten auf den Tod.

Ich versuche, mich in sie hineinzuversetzen. Es gelingt mir nicht. Ich suche Bilder für das, was passiert … Eine Existenz, auf Glas gemalt. Es zeigen sich erste Sprünge, anfangs sind es kleine Scherben, die herausfallen, dann große Scherben. Der Versuch zu flicken und zu kleben, das Bild irgendwie aufrechtzuerhalten. Einzelne Bruchstücke tauchen tatsächlich wieder auf, landen aber an der falschen Stelle. Der Spiegel wird zum Mosaik mit vielen Löchern und unsinnigen Überlappungen. Eine kubistische Existenz. Doch auch die Restscherben brechen in immer kleinere Stücke. Am Ende bleibt ein Haufen Glassand. Das komplette Vergessen. Für mich ein Albtraum. Und für meine Mutter?

Was in solchen Nächten wächst, ist das Bewusstsein für das dünne Eis, auf dem ich ein erfülltes Leben führe. Mir wird klar, wie sehr ich dieses Leben liebe, wie banal manche Alltagssorgen eigentlich sind. Und wie ich selbst diese Sorgen im Grunde schätze.

Vor meinem nächsten Besuch erzählt mir meine Schwägerin Mago, dass sich meine Mutter nach wie vor sehr für Modekataloge interessiere, dass sie zu ihrem Bedauern aber nichts wirkliches Passendes fände – mit Ausnahme eines attraktiven Bikinis. Bei der Begrüßung berichtet meine Mutter mir dann, dass sie am Vortag mit dem Skiklub unterwegs war und dass sie jetzt in einer anderen Leistungsgruppe fährt. Meist drehen sich die von mir angeregten Gespräche allerdings um ihre und auch meine Kindheit.

Die frühesten und stärksten Erinnerungen halten sich am längsten. »Last in, first out«, das Ribot'sche Gesetz, benannt nach dem 1881 geborenen Nervenarzt Thédule Ribot. Mir fällt auf, dass sich meine Mutter kaum noch nach meinem aktuellen Leben und dem meiner Familie erkundigt.

Eine Pflegerin kommt. Sie spricht freundlich, doch wohl auch für meine Mutter zu laut und bringt diese ungefragt wie ein Kleinkind zur Toilette.

Unsere Gesprächspausen werden mit der Zeit immer länger und wachsen sich zu einer Stille aus, gefüllt mit ihrer Angst und meiner Ratlosigkeit. Am schwersten ist jedes Mal der Abschied.

Vor dem Abendessen wird meine Mutter unruhig. Sie arbeitet an einem Problem.
– Wann geht noch mal der Zug?
Es gibt keine Reise, die für meine Mutter geplant sein könnte, und der nächste größere Bahnhof liegt im dreißig Kilometer entfernten Münster. Die Frage aber ist nicht neu. Immer wieder erkundigt sie sich in den letzten Wochen nach »ihrem Bus« oder »ihrem Zug«.
– Welcher Zug?
– Na, der Zug halt.
Sie schaut mir ins Gesicht. Ihr Blick ist vorwurfsvoll. Ich mag das nicht.
– Wo willst du denn hin?
– Nach Hause.
Die befürchtete Antwort. Sie hofft und glaubt an einen anderen und besseren Ort als diesen hier. Ich kann sie verste-

hen. Das ändert nichts. Meine Mutter hatte in über siebzig Jahren drei Zuhause: ihr Elternhaus, das längst verkaufte Haus, in dem sie mit meinem Vater, meinem Bruder und mir lebte, und das Haus am Grugapark, in dem sie die letzten zehn Jahre mit Egon verbracht hat und von dem aus sie zuletzt auch »nach Hause« wollte. Das ist mittlerweile allerdings ebenfalls verkauft. Selbst wenn sie völlig gesund wäre, gäbe es für sie kein Zurück in eines dieser »Zuhause«.
– Mama, das hier ist dein Zuhause.
Sie zuckt kurz. Der Vorwurf in ihrem Blick beginnt zu bröckeln. Sie tut mir leid. Ich wünschte, ich könnte ihr helfen. Es geht darum, Verantwortung für die eigenen Eltern zu übernehmen. Und es geht um die Grenzen des Möglichen und um eine letzte nötige Abgrenzung. Ich bin Mitte vierzig, und doch fühlt sich das alles noch mal an wie die vielleicht letzte Stufe des Erwachsenwerdens. Auch wenn ich daran und dadurch sicher wachse, könnte ich auf das eine oder andere ganz gut verzichten.
– Wann geht noch mal der Zug?
– Mama, es gibt keinen Zug, das hier ist dein Zuhause!
– Das sagst du so.
Ja, das sage ich so. Was soll ich sonst sagen? »Alles wird gut«? Oder: »Schön, dann fahren wir mal«? Oder: »Komm zu uns nach Berlin, dann arbeite ich eben nicht mehr und leiste dir den ganzen Tag Gesellschaft«? Diese Hilflosigkeit macht mir ein schlechtes Gewissen, und über mein schlechtes Gewissen ärgere ich mich noch mehr. Das schlechte Gewissen war ein Teil meiner Erziehung. Keine Ohrfeigen, aber das klar vermittelte Gefühl, dass ich enttäuscht hatte, wenn ich eine Erwartung meiner Eltern nicht erfüllen konnte oder wollte. Spätestens seit meinem 13. Lebensjahr reagiere ich darauf allergisch, was aber auch bedeutet, dass ich gegen diese Methode nicht ganz immun bin.

Ich umarme also meine Mutter und gehe mit genau diesem schlechten Gewissen. Ich weiß – auch das von Nehen –, dass sich der Wunsch von Menschen mit Demenz nach ihrem »Zuhause« weniger auf einen konkreten, einstmals bewohnten Ort als vielmehr auf die diffuse Sehnsucht nach einer heilen Welt bezieht. Als man das in England einmal im größeren Stil untersuchte, stellte man fest, dass Menschen mit Demenz, die man in ihre früheren Wohnungen oder Häuser brachte, sich nicht besser fühlten und sich dort oft nicht einmal mehr zurechtfanden.

Mittlerweile mischt sich auch das Amtsgericht und damit der Staat in unsere Beziehung. Es geht um die offizielle Betreuung. Mein Bruder und ich sind uns sofort einig, die Verantwortung teilen zu wollen. Während ich von Berlin aus den Schreibkram mit Ämtern und Versicherungen erledige und einmal im Monat nach Warendorf fahre, ist mein Bruder mit seiner Frau häufiger und bei Bedarf auch kurzfristig vor Ort. Dass er jetzt insgesamt stärker in die Betreuung eingebunden ist, weil unsere Mutter eher aus Zufall in seiner Nähe lebt, ist eine etwas seltsame Wendung der Familiengeschichte. Als der Ältere von uns beiden war er den Erwartungen und Projektionen unserer Eltern wesentlich stärker ausgesetzt und musste sich wesentlich radikaler lösen und distanzieren.

Meine Mutter äußert bei dem offiziellen Besuch des Gerichtsbeamten den Wunsch, dass sich beide Söhne um sie kümmern. Das ist gut, weil dem Richter ein einziger Ansprechpartner lieber gewesen wäre. Die formale Prozedur ist befremdlich. Eine Justizangestellte klärt mich auf über meine Pflichten und Rechte gegenüber »der Mutti«, insbesondere in Fragen, die »Gesundheitsfürsorge, Aufenthaltsbestimmung, Vermögensangelegenheiten, Vertretung bei Behörden und Ämtern und Heimangelegenheiten« betreffen. Jedes Jahr muss ich einen kleinen Bericht schreiben, Entscheidungen rechtfertigen, die finanzielle Lage offenbaren. Dafür schickt das Amtsgericht dann auch noch eine Rechnung. Ich verstehe, dass das nötig ist, und die Frau im Amtsgericht ist freundlich und recht einfühlsam.

Mit der Verantwortung für meine Mutter entscheiden mein Bruder und ich nun ganz offiziell für und im Zweifelsfall auch über sie. Ein grenzwertiges Gefühl stellt sich spätestens in dem Moment ein, als meine Mutter immer wieder Bargeld für ihr Portemonnaie verlangt, das sie regelmäßig in kürzester Zeit verlegt oder verliert.

Die erst mal einzige positive Nebenwirkung bei diesen ganzen Sorgen um meine Mutter ist die Beziehung zu meinem Bruder. Ich vertraue ihm und er mir. Wir empfinden und beurteilen ähnlich. Wir wissen beide, dass wir uns der Verantwortung stellen müssen. Es gibt keine unnötigen Diskussionen. Über unsere Sorgen reden wir eher selten. Es sind mehr oder weniger ausformulierte Eingeständnisse des Mitleids sowie der eigenen Hilf- und Ratlosigkeit. Dazu gibt es nicht viel zu sagen, nur auszuhalten.

Auch was die Aussichten für unsere eigene Zukunft anbelangt. Selbst wenn die Demenz unserer Mutter nicht zu den Formen gehört, die vererbt werden, was etwa fünf Prozent der Fälle betrifft, ist klar, dass uns schon rein statistisch ein ähnliches Schicksal bevorstehen könnte. Wer, frage ich mich, und fragt auch er sich, würde sich dann um uns kümmern? Könnten wir unsere Partnerinnen damit belasten, unsere Kinder? Wie wird es denen gehen, wo werden sie leben? Allzu große Reichtümer werden wir bis zum Rentenalter eher nicht mehr anhäufen. Lotto spielen wir nur unregelmäßig. Und auf das Sozialsystem können wir uns, so unsere Ahnung, wohl nur sehr bedingt verlassen.

»Wir brauchen eine offene Debatte.«
Der Pflegewissenschaftler Hartmut Remmers

In Berlin treffe ich Hartmut Remmers, Professor der Pflegewissenschaften in Osnabrück. Ich will mich wappnen für das, was kommt. Ich will wissen, womit ich rechnen muss, wenn die Demenz meiner Mutter weiter fortschreitet.

Remmers, ein eleganter, freundlicher Mann Mitte fünfzig, kennt solche Probleme jedoch vor allem aus wissenschaftlicher Perspektive, weniger aus dem persönlichen Erleben. Er macht keinen Hehl daraus, dass es in seinen Schubladen keine Patentrezepte gibt.

– Offensichtlich stößt die Medizin, die sich ja stark über das Machbare definiert, bei der Demenz gerade an ihre Grenzen. Es ist eben nicht alles möglich. Das kann auch mal zu einem Innehalten führen. Wir müssen unsere Ohnmacht anerkennen, uns auch mal mit dem Unverfügbaren abfinden können.

– Was bedeutet dieses Abfinden? Wie könnte es aussehen?

– Wir müssen uns bei dieser ganzen Diskussion um die Demenz mehr auf die Pflege konzentrieren. Das Problem ist da allerdings, dass die Gesellschaft vor allem das Machbare schätzt, die Pflege sich aber eher mit der Begleitung und Unterstützung angesichts des Unabänderlichen beschäftigt.

Remmers erzählt von Studien, etwa dem von Andreas Kruse und Susanne Re geleiteten DEMIAN-Projekt der Universität Heidelberg, die belegen, dass die Lebensqualität von Menschen mit Demenz durch eine zeitlich aufwendige Pflege gesteigert werden kann.

— Das Problem ist die Kommunikation mit den Betroffenen, die allerdings sehr aufwendig und emotional anspruchsvoll ist. Dafür müssen Pflegekräfte geschult werden. Menschen mit Demenz haben, auch im fortgeschrittenen Stadium, »Reste eines Selbst«, wie Andreas Kruse es formuliert, das aber mit anderen Menschen nur sehr schwer in Verbindung treten kann. Dadurch fühlen sich die Betroffenen wiederum oft isoliert, was möglicherweise Wut erzeugt, die sie nicht klar artikulieren können. Es erfordert von den Pflegenden oft enorm viel Geduld herauszufinden, was gewollt und gewünscht wird. Doch auf dieser Grundlage kann die Lebensqualität dieser Menschen positiv beeinflusst werden.

Ich erzähle ihm von den Diskussionen mit meiner Mutter über das Geld in ihrem Portemonnaie, das regelmäßig verschwindet. Er nickt.

— Das sind schwierige Fragen und immer wieder auch Gratwanderungen. Ihrer Mutter ist das ja offensichtlich wichtig, was ja nachvollziehbar ist. Oft ist das ein Abwägungsproblem. Aber erst einmal hat Ihre Mutter selbst bei verminderter Zurechnungsfähigkeit das Recht, einen Wunsch zu äußern, und den, wenn möglich, auch erfüllt zu bekommen.

Gerade weil sie so viel Zuwendung brauchen, sagt Remmers, gelten Menschen mit Demenz als »teure Patienten«.

— Aber ist dieses gewünschte Maß an Zuwendung in unserem Pflegesystem überhaupt möglich?

Ich denke bei meiner Frage an das Heim meiner Mutter und die anderen Heime, die ich mir bisher angesehen habe, Institutionen, in denen der Anteil der Menschen mit Demenz an die achtzig Prozent reicht. Wobei der offiziell geschätzte Anteil für Deutschland etwas niedriger liegt. Laut Statistischem Bundesamt haben gut zwei Drittel der 700 000 Pflegebedürftigen in den insgesamt gut 10 000 deutschen Heimen eine Demenz.

— Ja, das ist eine schwierige Situation. Eine Demenzerkrankung ist mittlerweile der häufigste Grund für die Aufnahme in ein Pflegeheim. Früher waren die Leute, die in ein Heim zogen, jünger und gesünder. Heute gehen die meisten diesen Schritt erst, wenn die Einschränkungen zu Hause nicht mehr kompensiert werden können. Dazu kommt, dass sich die Krankheitsszenarien verändert haben. Heute werden immer mehr Menschen mit chronischen Krankheiten alt, die man behandeln, aber eben nicht heilen kann. Dies ist einer der Gründe, warum die durchschnittliche Lebenserwartung gestiegen ist, wir aber auch mehr und mehr pflegebedürftige Menschen haben.
— Was bedeutet das konkret?
— Die berufliche Belastung für das Pflegepersonal wird immer höher. Zudem steigen die fachlichen Anforderungen, denen die berufliche Qualifikation häufig nicht mehr gerecht wird. Dabei ist die psychische, emotionale und physische Belastung der Pflegekräfte enorm hoch. Gerade im Demenzbereich fehlen oft die positiven und bestätigenden Rückmeldungen, die für die Motivation der Pflegenden wichtig sind.

Allerdings liegt der aktuelle Mindestlohn für die insgesamt gut 600 000 meist weiblichen Pflegekräfte in den westdeutschen Bundesländern bei überschaubaren 8,75 Euro, in Ostdeutschland bei noch überschaubareren 7,75 Euro. Eine Studie, erstellt im Auftrag des Deutschen Gewerkschaftsbunds, spricht davon, dass 84 Prozent der Beschäftigten in Altenpflegeberufen verständlicherweise über unzureichende Gehälter klagen, 72 Prozent kritisieren die »zu hohe, belastende Arbeitsintensität«, und 51 Prozent können sich nicht vorstellen, gesund durch ihr weiteres Erwerbsleben zu kommen. So wechselt eine Pflegekraft im Durchschnitt nach neuneinhalb Jahren das Arbeitsfeld. Aktuell sind im Pflegebereich mehr als 12 000 Vollzeitstellen unbesetzt. Nach einer Modellrechnung des Statistischen Bundesamtes könnten es im Jahr 2025 mehr als 100 000 sein. In Japan, wo die Gesellschaft noch rasanter altert als bei uns, entwickelt Toyota mittlerweile »intelligente, freundliche und sanfte« Pflegeroboter, die bewegungsbehinderten Menschen als Koordinations- und Bewegungshilfe dienen oder bei der Umbettung und dem Transport helfen. 2013 sollen sie auf den Markt kommen.

Remmers sieht das Problem in einem größeren Kontext.
– Berufe, die etwas zum ökonomischen Wachstum beitragen, genießen grundsätzlich einen viel höheren gesellschaftlichen Stellenwert. Man darf nicht vergessen, dass wir eine sogenannte Exportnation sind, die sich in erster Linie um ihr Bruttoinlandsprodukt sorgt. Diese Gewichtung ist auf Dauer verhängnisvoll.

Ich denke an die Versorgung meiner Mutter, die mit mehr Pflegekräften besser sein könnte. Ich frage mich, wie dieses Heim wohl aussehen wird, wenn ich es in dreißig Jahren brauchen würde. Schlafsäle? Keine Unterstützung mehr bei Freizeitaktivitäten? Wer selbst nicht aufstehen kann, muss im Bett bleiben, und freundliche Mitarbeiter verabreichen Psychopharmaka und bieten an, beim Sterben zu helfen? Remmers sagt, bei den sich abzeichnenden Entwicklungen sei es absolut unklar, wie die Situation aussehen wird, wenn ich mal in die Lage meiner Mutter käme.
– Die Zahl der Menschen mit Demenz wird sich in den nächsten Jahrzehnten verdoppeln, und es werden weniger Fachkräfte da sein, die sie versorgen. Das ist eine Riesenherausforderung.

2030, wenn ich als Teilchen der Babyboomer-Generation fünfundsechzig werde, wird sich die Gesamtzahl der Menschen mit Demenz in Deutschland laut *Demenz-Report* des Berliner Instituts für Bevölkerung und Entwicklung auf zwei Millionen belaufen. 2050, ich wäre dann fünfundachtzig Jahre alt, könnten es bereits 2,6 Millionen sein. Dazu kommen nach Schätzungen der Bundesregierung noch weitere 1,6 Millionen Pflegebedürftige. Bei einer Gesamtbevölkerung, die bis zu diesem Zeitpunkt laut Prognosen auf gut 73 Millionen geschrumpft sein könnte, wären das 5,7 Prozent der Einwohner. Dabei sind bereits heute laut einiger Experten fünf Milliarden Euro nötig, um die aktuell 1,3 Millionen Menschen mit Demenz adäquat zu versorgen.

Es ist völlig unklar, wie unser jetzt schon arg strapaziertes Gesundheitssystem und die überforderten Pflegekassen die gewaltigen Aufgaben bewältigen sollen. Die Politik liefert dazu nur Stückwerk. Was nach wie vor fehlt, ist ein »Nationaler Aktionsplan Demenz«, der wie zum Beispiel in Frankreich, Norwegen oder Schottland das Vorgehen der relevanten gesellschaftlichen Akteure und Institutionen koordiniert. Klar ist, dass den bedauernswerten Alten die armen Jungen gegenüberstehen werden. Vor allem sie werden in Zukunft die Aufgabe übernehmen müssen, das Nötige zu finanzieren. Wobei »nötig« ein relativer Begriff ist, der zu harten Diskussionen führen wird.

– Wenn der Anteil älterer Bürger steigt, wird auch ihr politischer Einfluss größer. Damit müssen diese Altersgruppen, und dazu gehören ja irgendwann wir selbst, aber vorsichtig umgehen. Auch die Älteren tragen dann eine große Verantwortung gegenüber den Jüngeren, denn diese müssen ja ebenfalls eine Chance haben, ihr eigenes Älterwerden ökonomisch abzusichern.

Die Ansage könnte dann »Wir sind alt und brauchen das Geld« lauten, und die Antwort »Nö«.

– Kann es sein, dass irgendwann die Ansprüche der Alten oder Älteren noch weiter zurückgefahren werden müssen?

Remmers nickt. »Gut möglich«, soll das heißen. Dabei nennt Ulrich Schneider, der Hauptgeschäftsführer des Paritätischen Wohlfahrtsverbandes den Staus quo für die Pflegebedürftigen jetzt schon »eine Situation, die an der Menschenwürde kratzt«.

— Eine Gesellschaft, der an einer würdevollen Gestaltung auch des Lebens mit Demenz gelegen ist, wird sich damit konfrontieren lassen müssen. Was ist uns das Leben auch mit Einschränkungen im Alter wert? Da werden die zivilisatorischen und kulturellen Selbstverständlichkeiten unserer Gesellschaft radikal auf die Probe gestellt. Bleiben die Gemeinschaft stiftenden Fundamente tragfähig? Ferner geht es darum, inwieweit wir den Menschen ausschließlich über seine kognitive Leistungsfähigkeit definieren.

Ich denke an meine Mutter, an ihre zerbröselnde verstandesmäßige Leistungsfähigkeit und hoffe, dass der Pflegewissenschaftler Remmers eine Lösung aufzeigt. Tut er aber nicht.

— Es geht ganz konkret um die Frage, wie viele Leistungen wir brauchen, und das heißt auch, bezahlen wollen und können. Dabei geht es darum, was jenseits des professionellen Bereiches passiert; zum Beispiel darum, welche Bereitschaft gesunde, aktive Menschen zeigen, »freiwillig« etwas für die Gesellschaft zu leisten.

Obwohl Remmers keinen konkreten Plan für die Organisation dieser »freiwilligen« Dienste bietet, denke ich an Pflichtstunden oder gar -tage, welche die Gesunden und Rüstigen im Altenheim, in einer Senioren-WG um die Ecke oder beim bedürftigen Nachbarn verbringen.

Verdrängen ist dabei keine Lösung. Im Gegenteil. Auch weitere Rationalisierungen im Gesundheits- und Pflegesystem werden das Problem letztlich nicht lösen können, und der *Demenz-Report* spricht davon, dass es nicht in erster Linie um die ohnehin schwierige Aufstockung der finanziellen Mittel gehen kann: »Immer mehr Heime zu bauen, taugt kaum als Zukunftsstrategie.« Deren Betrieb sei, ganz abgesehen von den fehlenden Pflegekräften, zu teuer.

— Da stellt sich die Frage nach einer gerechten Verteilung

begrenzter Mittel. Dazu gehört die Frage, inwieweit Alterskriterien, wie in England, zu rechtfertigen sind.
Was bedeuten würde, dass ab einem bestimmten Alter auch lebensnotwendige Gesundheitsleistungen nicht mehr komplett finanziert werden. Remmers weist darauf hin, dass sich solche Kriterien wohl nicht mit dem Grundgesetz vereinbaren lassen. Er schaut ernst.
— Auch wenn ich diese Positionen selbst nicht vertrete, werden wir auf Dauer nicht darum herumkommen, diese Fragen zu diskutieren. Wir brauchen da eine offene Debatte. In dieser Debatte wird zu klären sein, wie und was wir in Zukunft in unserem Gesundheitssystem finanzieren wollen und welche Einschränkungen gegebenenfalls hinzunehmen sind.

Erinnerungen V

»An was erinnerst du dich aus der Zeit, als der Krieg zu Ende ging?«

»An die weiße Fahne. Als die Amerikaner kamen, hatten alle die weiße Fahne rausgehängt. Und wir saßen im Keller und schlotterten vor Angst. Eine Frau hatte sich einfach schon mal nach oben gewagt und sagte: ›Da laufen schwarze Neger rum!‹«

Sie atmet tief ein.

»Dann hauten die mit den Gewehren gegen die Haustür. Und wir saßen da. Mein Opa war kein Held, aber er musste dann raufgehen. Ihm gehörte ja das Haus.«

Sie schluchzt.

»Aber die waren überhaupt nicht schlimm. Die waren ganz lieb und freundlich und sagten, wir müssten uns nur ruhig verhalten, und fragten, ob wir Waffen hätten. Aber hatten wir ja alle nicht. Wir blieben im Keller. Am nächsten Morgen kamen die wieder und sagten: ›Dieses Haus ...‹ Kannst du dich noch an die Mauerstraße 5 erinnern? Mein Elternhaus?«

»Ja, klar.«

»Das wurde als Hauptquartier gewählt, weil das ein bisschen erhöht stand. Opa und ein Mann, der gegenüber wohnte, mussten den Bürgermeister holen. Der sollte die Stadt übergeben. Die sind mit der weißen Fahne losgezogen und haben den Bürgermeister geholt. Und dann weiß ich nicht, ob ich das gesehen habe oder ob ich das nur vom Erzählen kenne ... der saß dann schweißüberströmt bei Oma in der Küche. Als er wieder zu Hause war, hat er sich erschossen.«

»War der in der Partei?«

»Ja ... Wir mussten dann aus dem Haus raus und sind

in das Nachbarhaus gegangen. Mutti musste sehr weinen. Sie hatte den kleinen Joachim auf dem Arm. Und ein Amerikaner hat ihr dann Schokolade gegeben.«

Ihre Stimme stockt.

»Nebenan wohnten zwei Mädchen in meinem Alter. Für uns Kinder war das ein Fest. Wir durften sogar in den Ehebetten schlafen.«

Sie lacht mit verweinter Stimme.

»Und die Alten vertrugen sich auch plötzlich so gut.«

Sie lacht laut.

»Die saßen in der Küche und hatten Späßchen. Und wir haben das richtig genossen. Dann wurden die Nazis gejagt, ja. An der langen Mauer vor unserem Haus mussten sich alle hinstellen, die im Krieg gewesen waren. Papa auch. Der war ja schon wieder da, weil er desertiert war. Erst wollten sie ihn verstecken, meine Mutter hat aber gesagt: ›Das geht nicht! Das kommt raus. Die wissen alle, dass du im Krieg warst.‹ Also musste er sich auch da hinstellen.«

Sie macht eine Pause.

»Die wurden alle auf Lastwagen abtransportiert. Und wir heulten alle.«

Wieder eine Pause.

»Was ich auch gesehen habe, wo sie ganz scharf hinterher waren, das waren die Bewacher der Lager der russischen Kriegsgefangenen. Die wurden gejagt und gehetzt, und ich sah einen, der lag unten erschossen an der Straße, wo die Litfaßsäule stand. Der war so mit Papier zugedeckt. Wir sind da immer hin, wollten den angucken, waren aber zu bange. Den haben sie da zwei Tage liegen lassen, zur Abschreckung wahrscheinlich.«

»Wieso wurde der erschossen?«

»Weil er die Gefangenen beschissen hat und weil er vielleicht auch welche erschlagen hat.«

Ihre Stimme wird laut.

»Was glaubst du, wie schlecht es den Gefangenen ging? Die Rationen, die für die bestimmt waren, wurden unterschlagen. Ich kann mich erinnern, wie die russischen Zwangsarbeiter zu Krupp geführt wurden. Die konnten kaum laufen, weil sie so ausgehungert waren. Und viele, die mutig waren, haben denen heimlich Butterbrote gegeben. Gott weiß, was denen passiert wäre, wenn das aufgefallen wäre. Und mein Papa, der hat denen auch schon mal was aus dem Garten mitgebracht. Und die Russen haben sich dann an ihren Bewachern ganz schwer gerächt. Vor den Russen hatte jeder ganz große Angst. Viele sind vor denen in die Wälder geflüchtet. Und manche haben sie gekriegt.«

Meine Mutter will nicht zur Tour de France

Egon ist gestorben. Bis zuletzt hat er gekämpft, sich ans Leben geklammert, wollte einfach nicht loslassen. Die Reaktionen meiner Mutter zu deuten, ist nicht einfach. Äußerlich ist sie in den Tagen und Wochen danach weitgehend gefasst. Hin und wieder fragt sie, wo er denn nun sei, und bittet darum, zu ihm geführt zu werden. Ich weiß nicht, wann und wie sie den Tod ihres Partners realisiert hat, realisiert oder realisieren wird.

Sie sitzt jetzt die meiste Zeit allein in ihrem Zimmer. Es ist ihr lieber so, sagt sie. Zu anderen Bewohnern des Heims hat sie kaum Kontakt. Die angebotenen Aktivitäten lehnt sie in der Regel ab, nimmt nur Teil, wenn man sie ganz direkt auffordert. Dann scheint sie aber meistens Spaß zu haben. Sie sagt auch, dass sie froh ist über die viele Arbeit, die ihr abgenommen wird. Ich wünschte mir, sie würde sich mehr fordern oder würde mehr gefordert, anstatt die meiste Zeit einfach nur dazusitzen. Andererseits hat sie ja ein Recht auf Nichtstun. Nur, es tut ihr nicht gut, denke ich.

Bei einem meiner Besuche nehme ich die CD mit, auf der meine Mutter ihr Leben erzählt. Sie sitzt in ihrem Ledersessel, ihre Beine sind in eine Wolldecke gehüllt und liegen auf einem Stuhl. Sie macht einen zufriedenen Eindruck. Ich lege die Aufnahme in den CD-Player.

»*Die Mauerstraße 5 in Hohenlimburg. Das ist das Haus, in dem ich geboren bin, in dem ich bis zu meiner Heirat gelebt und gewohnt habe. Das Haus meiner Großeltern.*«

Sie hört sich selbst zu, lächelt.

»*Wir hatten da eine Wohnung, meine Großeltern hatten eine ... und dann waren noch drei Wohnungen vermietet.*«

Eine seltsame Situation: Ich höre mit meiner Mutter eine Aufnahme ihrer Erinnerungen, die sie zum Teil vermutlich schon vergessen hat und in absehbarer Zeit wohl komplett vergessen haben wird.

»Und dann kann ich mich noch sehr gut erinnern, wie wir mit der Hausgemeinschaft ›Mauerstraße 5‹ Weihnachten feierten.«

Die Stimme einer lebendigen, wachen, vergnügten Frau. Sie spricht schnell. Die Erinnerungen sprudeln eher, als dass sie fließen. Es ist schön, ihr zuzuhören.

»Erst feierten die Familien bei uns im Haus für sich mit ihren Kindern den Heiligen Abend. Dann ging man von einer Wohnung zur anderen. Und das nannten die ›Bäume prämieren‹.«

Ich schaue zu ihr rüber, sie ist eingeschlafen. Ich bin enttäuscht. Irgendwann wacht sie wieder auf. Ihrem Gesicht sehe ich an, dass sie zu verstehen versucht, wo sie ist.

»Ich weiß, dass Mutti oft sagte: ›Ach, wenn ich nur einmal auch so mit nichts was zu tun hätte!‹ Sie musste das alles einteilen.«

— Weißt du, wer da spricht?

Sie grübelt.

»Mir ist auch jetzt mal eingefallen: Ich hab da Akkordeon-Unterricht gehabt, die Stunde kostete zwei Mark.«

— Nein.
— Das bist du.
— Ach.

»Die lagen immer in einem Mokka-Tässchen im Küchenschrank, damit die ja da waren, wenn der Lehrer kam. Das war schon alles recht knapp bei uns.«

Als ich mich zu ihr umdrehe, ist sie schon wieder eingeschlafen. Auf ihrem Gesicht erneut ein zartes Lächeln.

Nach dem Nachmittagskaffee ist sie wach und unruhig. Und ich bin es irgendwann müde, ihr immer wieder aufzuhelfen, immer wieder mit ihr durch das Zimmer zu irren, immer wieder Fragen beantworten zu müssen, deren Sinn ich nicht verstehe. Irgendwann sitzt sie wieder im Sessel, gibt mir wieder ein Zeichen, ich solle kommen und ihr helfen. Ich tue es nicht, bleibe sitzen, schaue demonstrativ in eine Zeitschrift und frage mich, ob ich meine Macht missbrauche. Plötzlich steht sie ganz allein auf. Draußen macht das Wetter eine Regenpause, wir gehen in den kleinen Park, drehen die üblichen Runden. Ich erzähle vom Alltag in Berlin, meiner Frau, den Töchtern, meiner Arbeit. Meine Mutter reagiert mit »Ja, ja«, »Ach, wie schön«, »Freut mich« oder »Das ist nett«. Ich bin mir sicher, dass sie nicht alles einordnen kann, was ich sage, weiß aber nicht, wie weit das heute bei ihr geht, und frage auch nicht nach. Wichtig ist mir, dass wir entspannt miteinander an der frischen Luft sind. Das gelingt.

Später sitzen wir wieder in ihrem Zimmer und schauen im Fernsehen noch die Tour de France. Meine Mutter hat das immer geliebt, hat sich selbst noch mit Anfang sechzig im sportlichen Trikot auf ihrem Rennrad durch das hügelige Sauerland gekämpft. Jetzt versucht sie, den Bildern zu folgen. Es strengt sie an.
– Jörn?
– Ja.
– …
– Was ist Mama?
– Kannst du mir helfen?
– Klar, womit?
– Ich habe da Karten für bestellt.
Ich brauche einen Moment, um zu realisieren, dass sie die Tour des France meint. Sie hat nie eine Etappe des Rennens vor Ort beobachtet, für die man an der freien Strecke auch gar keine Karten vorbestellen kann, weil da gar keine Karten benötigt werden. Aber das sage ich ihr jetzt besser nicht.

– Für wann denn?
– Nächste Woche.
– Und wo ist das Problem?
– Ich hab es mir anders überlegt. Ich will da doch nicht hin.
Ich glaube, nein, ich bin mir eigentlich sogar sicher, dass ich meiner Mutter da helfen kann.
– Zu anstrengend?
– Ja. Aber ich hab doch die Karten.
– Kein Problem, die kann ich zurückgeben.
– Ehrlich?
– Kein Problem Mama. Ist nur ein Anruf, mache ich gern.
Sie schaut wieder zum Fernseher, grübelt weiter. Ich entspanne mich, bin fast froh über dieses Problem, fast stolz über meine Lösung und genieße das Erfolgserlebnis. Dann blickt meine Mutter wieder zu mir, mustert mich.
– Ich weiß nicht, ob das alles stimmt, was du mir erzählst.
»Treffer«, denke ich, und: »Versenkt!« Ich weiß nicht, was ich sagen soll, hole tief Luft und ... Hole noch mal tief Luft.
– Glaubst du, ich flunkere?
– Weiß man es.
Sie mustert mich weiter, und ich würde jetzt gern hier im Zimmer ein tiefes, tiefes Loch graben für mich ganz allein. Ich weiche ihrem Blick aus und schaue zum Fernseher. Was soll ich sagen? Etwa: »Ja, ich habe gelogen. Ich habe gelogen, weil ich dir helfen wollte und weil es für diese verdammte Tour gar keine Karten gibt und du auch deswegen gar keine bestellt haben kannst, weil du dir das in deinem schrumpfenden Gehirn alles nur einbildest, weil du aber wütend oder traurig oder beides wirst, wenn ich versuche dir das klarzumachen, dir klarzumachen, dass DU EINE DEMENZ HAST und es immer schlimmer wird? Aber ich will nicht, dass du dement bist und ich will nicht, dass du wütend oder traurig bist. Deswegen habe ich gelogen, und es tut mir leid. Aber sag mir doch bitte mal, was ich machen soll?«

Ich hole tief Luft und sage gar nichts. Meine Mutter schweigt ebenfalls, und irgendwann verabschiede ich mich.

Später im Auto suche ich zwischen CDs und Radiosendern einen Soundtrack für das, was gerade passiert ist. Vergebliche Mühen. Ich schreie laut. Klingt nicht gut, passt aber.

»Dem Tod bei der Arbeit zusehen«
Der Psychiater Hans Lauter

Bei meinen Recherchen zur Demenz stoße ich auf einen Aufsatz von Hans Lauter, einem emeritierten Professor der Psychiatrie. Lauter beschreibt Demenz unter anderem als einen »im Zeitlupentempo ablaufenden Sterbeprozess«. Das ist ein Satz, der mir Angst macht. Darüber hinaus hat Lauter sich immer wieder mit Patientenverfügungen und ärztlich unterstütztem Suizid beschäftigt.

Ich schreibe ihm mit der Bitte, ihn in München besuchen zu dürfen. Am Telefon erzählt er, dass er bereits in den sechziger Jahren über das Thema Demenz habilitierte. Damals hatte er große Schwierigkeiten, überhaupt Betroffene mit der Diagnose Alzheimer-Demenz zu finden, weil die Bezeichnung in dieser Zeit nur verwendet wurde, wenn man ein solches Leiden bei Menschen im mittleren Lebensalter erkannte. Seine Kollegen hätten ihn daher immer wieder irritiert gefragt, warum er sich für so ein exotisches »Kolibri-Thema« interessiere.

Die Beschäftigung mit der Demenz erweitert den Blick, sagt der Vierundachtzigjährige, weil man über »die Grundlagen des Menschseins, über die Zeit und das Zeiterleben und schließlich über das Hineingehen ›in das große Vielleicht des Todes‹« nachdenkt. Und ja, ich dürfe ihn gerne in München besuchen.

Ein paar Wochen später sitze ich in Lauters gemütlicher und heller Neubauwohnung in Schwabing vor einem Teller leckerer Schnittchen. Lauter ist ein ausgesprochen zuvorkommender Gastgeber. Bevor ich mit meinen Fragen beginne, erkundigt er sich ausführlich nach meiner Mutter. Dieses Interesse an einer ihm völlig unbekannten Frau berührt mich.

Ich versuche auf das Thema zu kommen, spreche einleitend und allgemein die demografischen Herausforderungen der Alterspyramide an, die wachsende Zahl von Menschen mit Demenz, die Finanzierungsprobleme im Gesundheits- und Pflegesystem, die nationalen und internationalen Wirtschaftsdauerkrisen ... Erkläre aber auch, dass ich Schwarzmalerei vermeiden und den »Teufel nicht an die Wand malen« möchte. Beim »Teufel« unterbricht er mich.
– Den brauchen Sie nicht an die Wand zu malen. Der macht sich bereits in einigen philosophischen Debatten der Gegenwart bemerkbar.

Lauter sagt das ganz ruhig, während er sich einen neuen Zigarillo ansteckt, und ich weiß nicht, ob ich über seine klare Haltung erfreut oder erschrocken sein soll.
– Wo genau ist der Teufel denn?
– Er taucht immer dann auf, wenn in solchen Diskussionen Zweifel daran geäußert werden, ob ein Demenzkranker überhaupt noch eine menschliche Person darstellt, deren Würde nach dem Grundgesetz unantastbar ist und die daher uneingeschränkten Anspruch auf sämtliche pflegerischen Maßnahmen hat.

Wie Hartmut Remmers denkt auch er, dass die Gesellschaft auf die wachsenden Herausforderungen der Demenz nicht vorbereitet ist und dass es der eher kurzfristig denkenden Politik an einer Strategie und womöglich immer noch an einem Bewusstsein für das Problem fehlt.
– Dazu kommt noch die ganze Diskussion über die ärztliche Suizidbeihilfe oder die ärztliche Tötung psychisch Kranker aufgrund des eigenen Willens der Betroffenen. Das ist eine große Gefahr für demenzkranke Menschen.

Lauter erzählt die Geschichte einer zweiundvierzigjährigen Belgierin, die wegen der Schwere ihrer körperlichen Behinderungen nach einem Schlaganfall ihre »vorzeitige ärztliche Lebensbeendigung« verlangte, noch bevor ihre Rehabilitationsmaßnahmen überhaupt abgeschlossen waren. Zudem wollte sie ihre Organe spenden. Da die, so Lauter, »Verlangenstötung« in Belgien juristisch zulässig ist, wurde ihrem Wunsch entsprochen. Direkt nach dem »vom Arzt herbeigeführten Tod« wurden ihre Organe entnommen und transplantiert. Das Vorgehen, sagt Lauter, könnte aus rein gesundheitsökonomischer und volkswirtschaftlicher Sicht als zweckmäßig und wünschenswert erscheinen.

– So ein Prozedere kann auch für manche Alzheimer-Patienten zu einer verführerischen Option werden. Man entgeht seinem weiteren Krankheitsschicksal und leistet anderen zugleich eine wertvolle Hilfe.

Lauter zieht am Zigarillo, was jetzt allerdings mehr nach John Wayne klingt, als es tatsächlich aussieht. In seiner langen Laufbahn hat er erlebt, dass einige wenige Betroffene nach einer Demenzdiagnose den Freitod wählten. Erfahrungsgemäß passiert dies meist in den ersten sechs Monaten nach der Diagnose. Lauter will solche Akte der »Selbstbestimmung« nicht prinzipiell verurteilen. Er verweist aber auf Studien, die belegen, dass der Wunsch nach vorzeitiger Lebensbeendigung bei »Alzheimer-Kranken« in der Regel nicht von Dauer ist, wenn sich der Betroffene sicher sein kann, dass er am Ende seines Lebens von kompetenten, mitfühlenden Ärzten und Pflegepersonen begleitet wird.

– Es geht um den Wunsch nach Verringerung des Leidens und um einen würdevollen Verlauf des Sterbens im Gegensatz zu einer technischen Lebensverlängerung um jeden Preis. Wenn das gegeben ist, klingt das Bedürfnis nach aktiver ärztlicher Herbeiführung des Todes nahezu ausnahmslos wieder ab.

Damit kommt er zum Thema der Patientenverfügungen. Die können zu einem Problem werden, wenn sie sich viele Jahre vor dem Auftreten einer Demenz gegen unerwünschte lebensverlängernde Behandlungsmaßnahmen aussprechen, weil sich die spätere Situation nicht genau vorhersehen lässt. Zudem besteht die Möglichkeit, dass sich die persönlichen Einschätzungen und Bedürfnisse der Betroffenen mit der Zeit erheblich ändern.

Lauter erzählt dazu die Geschichte eines Rechtsanwalts mit Demenz, der in einem Pflegeheim eine Lungenentzündung bekam. Lange vor seiner Demenzdiagnose hatte er eine Patientenverfügung verfasst, in der er für diesen Fall eine lebenserhaltende Behandlung ablehnte. Nun wirkte dieser Mann nach Aussage aller ihn Pflegenden trotz seiner Demenz aber durchaus zufrieden.

— Er freute sich an der Sonne auf seinem Balkon, sah fern, auch wenn er nicht mehr viel verstand, und wirkte in der Regel durchaus fröhlich.

Nach einigen Überlegungen und Diskussionen entschieden sich die Ärzte nach Rücksprache mit dem Pflegepersonal und den Angehörigen, den Patienten entgegen seiner früheren Verfügung mit Antibiotika zu behandeln.

— Er führte ein durchaus lebenswertes Leben, weil er von mitfühlenden und verantwortungsbewussten Menschen betreut wurde. Auch wenn er sich dahingehend nicht mehr klar äußern konnte, hatten wir gemeinschaftlich den Eindruck, er habe sich von seiner vorherigen Haltung distanziert.

Mittlerweile wäre eine solche Neuinterpretation des Patientenwillens schwieriger, weil Patientenverfügungen seit 2009 per Gesetz eine bindende Wirkung haben. Allerdings mit der Einschränkung, dass ein Bevollmächtigter oder Betreuer prüfen muss, ob die Verfügung in der konkreten Situation tatsächlich noch dem mutmaßlichen aktuellen Willen des Patienten entspricht.

Das erinnert mich an Walter Jens, den wohl immer noch prominentesten Alzheimer-Fall in Deutschland, nicht zuletzt weil sein Sohn Tilmann und seine Frau Inge die Geschichte und die Fragen dahinter in ihren Büchern öffentlich machten. Der hoch geschätzte Tübinger Rhetorikprofessor hatte sich als weithin anerkannte Geistesgröße in öffentlichen Diskussionen immer wieder vehement für das und auch sein Recht auf den Freitod ausgesprochen, wenn die geistige Leistungsfähigkeit gravierend beeinträchtigt sein sollte. In einer Fernsehdiskussion sagte er dazu: »Darf ich nach einem selbstbestimmten Leben nicht auch einen selbstbestimmten Tod haben, statt als ein dem Gespött preisgegebenes Etwas zu sterben, das nur von fernher an mich erinnert?«

Immer wieder betonte er, wie wichtig es ihm sei, ein »denkendes Wesen und kein zuckendes Muskelpaket«, »ein ›ich‹ und kein ›es‹« zu sein: »Nicht mehr schreiben zu können, heißt für mich: Nicht mehr atmen zu können. Dann möchte ich tot sein.« Doch nachdem bei ihm eine Demenz diagnostiziere wurde, entschloss sich die Familie, die zugesagte Unterstützung zum Suizid zu verweigern, weil sie Jens auch im fortgeschrittenen Zustand entgegen seiner eigenen Vorhersagen immer wieder als glücklichen Menschen erlebt.

Für Professor Lauter ist das die richtige Entscheidung. Er sieht die Gefahr, dass die Legitimierung der ärztlichen Suizidbeihilfe zur »Eingangspforte für die aktive Euthanasie« werden kann. Wenn solche Fragen und insbesondere Antworten gesellschaftlich manipuliert werden«, könnten Betroffene die Selbsttötung oder die ärztliche Tötung auf Verlangen als »eine soziale Verpflichtung« verstehen, weil sie den Angehörigen oder der Versichertengemeinschaft nicht länger zur Last fallen würden. Es geht darum, ob man sich noch frei für ein Leben mit Demenz entscheiden kann, wenn zugleich die Möglichkeit einer gesellschaftlich akzeptierten, wenn nicht gar gewünschten »Entsorgung« besteht. Er erzählt, dass Sterbehilfegesellschaften in der Schweiz und Ärzte aus den Niederlanden ihre Dienste auch Menschen mit Alzheimer-Demenz anbieten.

– Für Demenzkranke sind solche Tendenzen natürlich eine große Gefahr.
– Wie kann man mit der Demenz eines Menschen, der einem nahesteht, umgehen?

Lauter zündet sich einen neuen Zigarillo an.

– Es geht hierbei vor allem darum, den Erkrankten in seiner gegenwärtigen, veränderten Existenz zu akzeptieren und nicht dauernd vergeblich gegen die Wahrnehmungs- und Verhaltensänderungen anzukämpfen. Andererseits ist es wichtig, immer wieder die Person zu suchen und vor dem inneren Auge zu behalten, die der Betroffene einmal war. Das gehört beides zusammen.

Ein fortwährender Balanceakt. Leicht klingt das nicht. Das wäre aber wohl auch zu viel verlangt, wenn es um Demenz geht. Immerhin verweist Lauter auf eine hilfreiche Perspektive.

– Die Krankheit kann leichter angenommen werden, wenn man weiß, dass sie von dem Betroffenen in aller Regel als weniger belastend empfunden wird, als dies Angehörige, Außenstehende und sogar Experten meist vermuten.

Und dann ist da noch eine Frage. Es fällt mir nicht leicht, sie zu stellen. Es geht um den Tod, genauer gesagt um das Sterben. In einem Aufsatz formuliert Lauter die drastische Erkenntnis, die Demenz erlaube es, »dem Tod bei der Arbeit zuzusehen«. Kein schöner Gedanke.

– Wie stirbt ein Mensch im Endstadium der Demenz?
– Meist an Sekundärkrankheiten wie einer Lungenentzündung oder einer Blutvergiftung, wenn es wegen schlechter Lagerung zu offenen Wunden kommt. Bei einem Kollegen von mir hat sich das sehr lang hingezogen. Er redete immer weniger, wurde bettlägerig, konnte nicht mehr aufstehen, war dann geistig und körperlich völlig regungslos. Schließlich bekam er eine Pneumonie, eine Lungenentzündung. Und aufgrund seines Gesamtzu-

standes wurde darauf verzichtet, ihn mit Antibiotika zu behandeln. Schon immer galt die Pneumonie als der »große Freund schwerkranker Menschen im Alter«.
– Und wenn keine Lungenentzündung das Ende herbeiführt?
– Ab einem gewissen Punkt fällt auch das Schlucken schwer. Oder der oder die Betroffene trinkt nicht mehr genug, und irgendwann versagen die Nieren, was ja auch meist ein gnädiger Tod ist.

Ich bin ihm für die konkreten Antworten dankbar, und doch weigere ich mich, die vagen Bilder, die dabei entstehen, mit meiner Mutter in Verbindung zu bringen.
– Was hat Sie die Demenz gelehrt?
– In erster Linie, wie verletzlich unsere Natur ist. Das Wissen darum, dass wir vergänglich sind und dass diese Vergänglichkeit für den Menschen in einer brutalen Weise spürbar werden kann. Aber auch, dass es eine schöne und wichtige Aufgabe ist, denjenigen Personen, die von einer derartigen Krankheit betroffen sind, zu einem würdigen Ende ihres Lebens zu verhelfen und ihren Angehörigen bei der Bewältigung ihres Schicksals beizustehen.

Lauter denkt dabei vor allem an palliative Maßnahmen, die nicht auf eine Heilung, sondern auf eine Reduzierung der belastenden Folgen der Demenz zielen. Das Gespräch nähert sich dem Ende. Lauter drückt mir noch ein paar Aufsätze in die Hand. In einem davon finde ich die Gedichtzeile von Ingeborg Bachmann, die am Anfang dieses Buches steht. Und ich denke noch einmal an den fröhlichen Rechtsanwalt, der auf seinem Balkon die Sonne genießt. Das ist ein schönes, fast schon tröstendes Bild, das ich auch bei dem festen Händedruck zum Abschied noch im Kopf habe.

Meine letzte Frage.
– Es geht um das Hier und Jetzt, oder?
– Ja, das würde ich auch so sehen. Bei der Begegnung mit

einem Menschen mit Demenz geht es immer um den Moment. Viel weiter können Sie gar nicht planen. Es geht darum, den Augenblick auszuschöpfen.

Erinnerungen VI

»Verhielten sich die amerikanischen Soldaten euch gegenüber feindselig?«

»Nein, nein. Vorher hatte ja jeder Angst, und dann waren die sehr mitfühlend und gar nicht böse. Höchstens wenn die vielleicht wussten, du bist Nazi gewesen, glaube ich. Wir hatten auch eine sehr hübsche Nachbarin, die war vielleicht zwanzig Jahre alt. Die wurde natürlich besonders hofiert von den jungen Soldaten. Die kriegte auch immer was geschenkt. Und unsere Männer haben auch immer Zigaretten gekriegt oder so.«

Sie macht eine Pause.

»Ich kann mich auch noch erinnern im Krieg ... da waren, das muss auch am Ende gewesen sein, wo es gar nichts mehr zu essen gab. Da gab es im Gasthof Adler vom Deutschen Roten Kreuz Butterbrote. Da war ich acht oder vielleicht auch schon neun Jahre alt. Meine Mutter, Tante Gerda und ich mussten Papas Feldpostnummer aufsagen. Die wussten die aber gar nicht. Nur ich! Das wurde dann erzählt: ›Stellt euch mal vor, unsere Ingrid, die Kleine, die wusste die ganze lange Nummer auswendig!‹«

»Hattest du mit den amerikanischen Soldaten direkt zu tun?«

»Nein. Die waren erst mal auch sehr wachsam, weil da ja noch viele Bekloppte ihre letzte Munition verschossen.«

»Wie?«

»Ja, da waren doch immer noch Leute, die Widerstand leisteten. Ich kann mich bei uns da nicht direkt daran erinnern. Aber man hat das ja immer gehört und gelesen.«

»Und sonst?«

»Zu Kindern waren die Amerikaner ganz lieb. Und als meine Mutter so weinte, hat der Soldat sie ganz vorsichtig *gestreichelt. Sie hatte ja auch den kleinen Jungen auf dem Arm. Das hat sie immer wieder erzählt. Wir wussten ja nicht, wohin, als sie unser Haus beschlagnahmten. Aber wir haben Schokolade gekriegt. Ich weiß nicht, ob wir sonst auch Essen gekriegt haben. Das kann ich gar nicht sagen. Und das Nachbarmädchen und ich haben auf dem Klo Hippenranken geraucht. Aber das muss später gewesen sein. Ich war ja erst neun Jahre alt.«*

»Wie lange waren die amerikanischen Soldaten in eurem Haus?«

»Vielleicht eine Woche. Dann haben die was Besseres gefunden. Sieh mal, hinterher habe ich mir das auch mal so vorgestellt. Die kommen in so eine Stadt. Die haben zwar so Pläne, aber wie das da genau ist, wissen die ja auch nicht. Man muss sich ja auch erst mal orientieren. Ich weiß nicht, wo die hinterher hin sind. Auf jeden Fall blieben wir, bis sie das Haus geräumt hatten. Das sah natürlich total verdreckt und verspeckt aus. Aber, naja. War ja nicht so schlimm. Wir waren alle erleichtert.«

Sie weiß nicht, wer ich bin

Wir sitzen in ihrem Zimmer. Auf dem Tisch steht der digitale Bilderrahmen, den wir meiner Mutter geschenkt haben. Gut hundert Fotos, die in zufälliger Reihenfolge jede Minute wechseln. Familienfeiern, Urlaube, lachende Gesichter ... schöne Bilder. Zu jedem einzelnen Bild könnte ich eine Geschichte erzählen. Glückliche Tage mit meiner glücklichen Mutter. Einige Fotos sind kaum drei Jahre alt. Eine Zeit, in der die Veränderungen im Gehirn meiner Mutter schon weit fortgeschritten gewesen sein müssen.
– Alt werden ist nicht schön.
Meine Mutter sitzt in ihrem tiefen Sessel, schaut aus dem Fenster. Der Satz kommt plötzlich und ungefragt. Draußen hoppelt ein Hase über die Wiese. Meine Mutter seufzt.
– Aber was will man machen. Man kann sich da nur erschießen.
Sie wirkt konzentriert und klar. Das macht es nicht leichter.
– Willst du dich erschießen?
Eine spontane Frage. Ich erschrecke, als mir bewusst wird, was jetzt kommen könnte. Meine Mutter reagiert zum Glück sehr schnell.
– Nein.
Auf der Wiese begegnet der Hase einem anderen Hasen. Ich weiß nicht, ob meine Mutter sie wahrnimmt.
– Man hat vieles gesagt, dass man so und so nicht leben will. Ich auch. Aber wenn es so weit ist, hängt man doch dran.
Ich bin sprachlos und froh und nehme ihre Hand. Sie ist warm. Ich drücke sie. Meine Mutter drückt zurück und schaut weiterhin auf die Wiese. Die Hasen sind verschwunden. Meine Mutter hängt am Leben, auch wenn es gerade

nicht leicht ist. Ich nehme das als eine Lehre. Im Bilderrahmen erscheint ein süßes Foto von Mascha.
— Weißt du noch, wer das ist?
Ich möchte das Thema wechseln. Meine Mutter überlegt.
— Die Schwester deiner Frau.
Ich bin sprachlos. In den letzten Jahren gab es für meine Mutter wohl kaum einen Menschen, der ihr wichtiger war als ihre Enkelin. Auf dem Foto, das jetzt schon wieder verschwindet, ist Mascha eindeutig zu erkennen. Ich bleibe sprachlos.
— Ich habe Angst.
— Wovor?
— Vor der Schule.
Ich hole tief Luft. Das ist kein guter Tag heute. Das Gedächtnis ist ein Wald, die Bäume sind die Erinnerungen, heißt es. Und die Demenz raubt diesem Wald die Bäume. Je mehr Bäume allerdings am Anfang da sind, desto weniger fallen die Verluste vorerst ins Gewicht. Deswegen sind geistige Anregungen und soziale Erfahrungen, aus denen immer neue Bäume entstehen, ein wichtiger Schutzwall gegen die Demenz. Doch meine Mutter, so scheint es mir, steht mitten auf einer größer werdenden Lichtung.
— Hausaufgaben nicht gemacht?
— Wir haben keine auf.
— Mhm.
— Ich habe Angst, dass ich dem nicht gewachsen bin.
Es fällt mir nicht schwer, das zu übersetzen. Ich nehme meine Mutter in den Arm. Sie lässt es geschehen. Ihr Körper bleibt angespannt. Sie fokussiert ein Foto von Mascha auf ihrer Kommode.
— Mascha.
Sage ich vorsichtig. Sie starrt weiter auf das Foto.
— Du weißt doch, wer Mascha ist ...
— Mascha ...? Nein.
— Deine Enkelin Mascha. Erinnerst du dich nicht mehr?

— Aber natürlich erinnere ich mich. Wie kannst du das nur fragen. Wie könnte ich die denn vergessen?!
Eine Pflegerin bringt das Abendessen. Ich bleibe noch. Meine Mutter bedient sich selbst, hat die Herausforderung motorisch weitgehend im Griff und bietet mir an, ihre Mahlzeit zu teilen. Ihre Fürsorge rührt mich. Im Bilderrahmen erscheint noch einmal die dreijährige Mascha auf einem Pony. Meine Mutter lächelt.
— Die ist süß, die Mascha.
Vielleicht, denke ich, sollte ich nie wieder nach ihr fragen.

Als ich meine Mutter das nächste Mal besuche, regnet es. Trotzdem schlage ich vor, an der frischen Luft spazieren zu gehen. Sie ist sofort einverstanden. Die Wege sind matschig. Ich hole ihre dicken Wanderschuhe, will ihr helfen, sie anzuziehen. Sie bittet mich, ihr ein elegantes Paar Sommerschuhe zu holen. Ich rate ab. Sie besteht auf ihren Sommerschuhen. Ich lehne ab. Sie wird wütend.
— Du sollst nicht immer über mich bestimmen!
Dafür habe ich kein Verständnis und werde sauer. Das wäre jetzt ein passender Moment, ihr die Schuhe vor die Füße zu schmeißen und mit einem »dann mach doch alleine« den Raum zu verlassen. Ich denke nur kurz daran.

Zwischen ihrer Wut und meinem Unverständnis öffnet sich ein Graben, über den wir beide erschrecken. Nach ein oder zwei Minuten des Schweigens ist sie bereit, die dicken Schuhe anzuziehen.
— Weißt du noch, wo du die gekauft hast?
— ... Nein.
Immer wieder stelle ich ihr Fragen, will mich vergewissern, an welchem Punkt des Vergessens sie steht, was sie noch weiß, was noch übrig ist. Und immer wieder suche ich bei meiner Mutter nach Erinnerungen, in denen wir beide vorkommen und über die wir sprechen können. Die Sehnsucht nach Ankern, die ihre Reise ins Vergessen aufhalten oder

zumindest bremsen könnten. Anekdoten aus meiner Kindheit, Lieblingsessen oder auch nur ein Lied ...

Die Demenz verläuft nicht gleichmäßig. Es gibt Phasen mit geringeren und Phasen mit größeren Verlusten, manchmal auch eine längere Stagnation und sogar kurzzeitige Besserungen. Manches, an das sie sich bei meinem letzten Besuch noch erinnern konnte, ist weg. Doch auch manches, was bei meinem letzten Besuch weg war, ist wieder da. Professor Nehen aus Essen erklärte das mit der jeweiligen aktuellen Befindlichkeit. Wenn sich die Vorstellungen meiner Mutter ohnehin um ihre Familie oder gar ihre Kinder drehen, ist die Chance, dass sie mich erkennt, wesentlich größer, als wenn ihre Gedanken um ein ganz anderes Thema kreisen und sie vielleicht sogar noch bedrückt oder ängstlich ist.

Meine hartnäckigen Fragen sind ihr, so fürchte ich, keine große Hilfe. Sie gleichen einem Verhör, oftmals verstärken sie ihre Unruhe, ihre stille Verzweiflung, ihre offensichtlichen Anstrengungen, die Verluste zu vertuschen. Wo noch Erinnerungen vorhanden sind, scheint meine Mutter die Erosion ihres Gedächtnisses umso schmerzhafter zu spüren. Das Noch-Vorhandene macht das, was fehlt, umso deutlicher. Die Spannungen zwischen den vermeintlichen Ankern und den Fliehkräften ihrer schwindenden Erinnerungen müssen gewaltig sein. Wie hält sie das aus? Ein Teil ihrer Angst wird zu meiner Angst, und ein Teil meiner Angst wird zu ihrer Angst.

– Ist das mit deiner Vergesslichkeit besser geworden?
– Nein.
– Ist ja nicht so schlimm.

Nein, es ist nicht »so schlimm«, es ist ein Abgrund, ein Drama, eine verdammte Katastrophe. Wir stapfen durch den Matsch. Ihre Schritte sind unsicher. Ich halte sie fest am Arm, bin bereit, sie jederzeit aufzufangen. Die Luft tut gut. Diese Spaziergänge sind auch eine Form der Kommu-

nikation. Wir gehen gemeinsam, sie kann sich auf mich verlassen. Ich spüre ihre Sorgen, zeige ihr, dass ich da bin. Vom Himmel nieselt es auf uns herab. Meine Mutter bleibt stehen, schaut sich um, schaut mich fragend an.
– Was für eine Stadt ist das hier?
Ich erkläre es ihr. Sie scheint zu verstehen, was ich sage, aber nicht, was ich meine.

Früher, das heißt bis vor etwa einem Jahr, war sie es, die mich immer etwas fragte, die teilhaben wollte an meinem Leben und sich immer wieder nur halb ironisch beklagte, »man müsse mir alles aus der Nase ziehen«.

Nachdem ich in der Pubertät gelernt hatte, dass die eine oder andere Wahrheit auch gegen mich verwendet werden konnte, bekam ich ein Gespür dafür, was ein guter und was ein eher schwieriger Gesprächsstoff war. Während ich kleinere Probleme noch mit ihr erörterte, mache ich die größeren bis heute eher mit mir selbst aus. Das war die Zeit, als für mich aus »Mama« »Mutter« wurde. Aber im Grunde erzählte ich ihr gern von mir, freute mich, wenn sie sich mit mir freute, und genoss, auch wenn es mir manchmal zu weit ging, ihr Interesse an meinem Leben. Mein Bruder und ich waren mit unseren kurvigen, nicht immer voll und ganz aufgehenden Lebensentwürfen auch für ihr Glück verantwortlich. Das war nicht immer einfach für uns und für sie. Ihre Vorstellungen von einem guten Leben waren andere als unsere.

Ich weiß nicht, ob sie sich nicht mehr dafür interessiert oder ob sie Angst hat, dass die Informationen sie überfordern könnten, dass sie sie nicht mehr einfügen kann in einen Rahmen, der sich auflöst. Ich vermisse ihre Anteilnahme und muss mir eingestehen, dass in »Mutter« noch sehr viel »Mama« steckt und wohl immer stecken wird.

– Alles vergeht so schnell, das, was selbstverständlich ist, dass man Eltern hat …

Das Ende ihres Satzes bleibt offen. Ich weiß nicht, ob sie von sich oder von mir spricht.

– Wärst du lieber noch mal Kind?
– Ich weiß nicht, wie das wäre.
Meine Mutter kämpft darum, ihre kleiner werdende Welt zusammenzuhalten, sie aus den verbliebenen Bruchstücken immer wieder neu zusammenzusetzen, Erklärungen zu finden für Dinge, die sie nicht mehr einordnen kann. All die neuen Menschen um sie herum im Heim. Die fixe Idee, sie sei in einem Hotel, auf einer Kreuzfahrt oder mit einer Reisegruppe unterwegs ... Einmal, als ich sie anrufe und der Pfleger meiner Mutter, die auf dem Flur sitzt, den Hörer weiterreicht, erzählt sie mir, sie befände sich in einer Gerichtsverhandlung, würde gleich aufgerufen und könne nicht frei sprechen. Sie ist tapfer. Sie beklagt sich nicht. Dafür bin ich ihr sehr dankbar.
– Hättest du lieber mehr Kontakt?
– Nein, lieber mehr Ruhe.
Sie bleibt stehen, schaut mich an, schaut sich weiter um und fragt: »Wo ist Jörn?« »Hier«, denke ich und ahne den nächsten Abgrund, »direkt neben dir! Ich bin es, dein Sohn, der dir die Schuhe angezogen hat und dafür sorgt, dass du hier nicht im Schlamm liegst.« Schon bei der Begrüßung sagte sie mir, dass am Vortag mein Bruder Jan dagewesen sei, obwohl ich das war. Ich habe nicht weiter darauf reagiert. »Jan« und »Jörn«, zwei Namen, die man schon mal verwechseln kann. Doch so leicht ist es nicht. Ich werde von meiner Mutter nicht mehr richtig wahrgenommen. Wenn sich die Erinnerungen und Zusammenhänge in ihrem Gedächtnis auflösen, löse auch ich mich im Gedächtnis meiner Mutter auf. Ich verschwinde.
– Jörn ist schon vorgegangen.
Antworte ich.
– Den sehen wir gleich wieder.
Sie scheint beruhigt.

Nach dem Spaziergang ist sie müde und fragt nicht mehr nach diesem Jörn. Schon auf den letzten Metern zu ihrem Zimmer fallen ihr immer wieder die Augen zu. Ich helfe ihr aus dem Mantel, besorgt, sie könne mir hinfallen, ziehe ihre Schuhe aus, helfe ihr, sich auf das Bett zu setzen. Sie fragt, ob im Hotelpreis das Essen mit enthalten ist. Ja, alles bezahlt. Kein Grund zur Sorge.

Als ich ihre Füße hochnehme, öffnet sie die Augen. Sie sieht glücklich aus. Wie ein Kind. Ich decke meine Mutter zu, wie eine Mutter ihr Kind zudeckt. Wir schauen uns an, grinsen. Dann lachen wir. Und ich frage nichts mehr. Sie lächelt unsicher, als ich mich verabschiede. Auf dem Heimweg versuche ich, nur an ihr strahlendes Gesicht und nicht weiter zu denken. Es gelingt. Das ist schön.

»Alle werden dement«, und was man vielleicht dagegen tun kann
Der Psychiater Hans Förstl

Ich habe mir einen Ski- und einen Fahrradhelm gekauft. Verantwortlich dafür ist Professor Hans Förstl, der zusammen mit Carola Kleinschmidt *Das Anti-Alzheimer-Buch* verfasst hat. Darin leugnen die Autoren nicht die Existenz der Alzheimer-Demenz, sondern sie erläutern, wie man ihr vorbeugen kann.

Der Neurologe und Psychiater Hans Förstl ist als Nachfolger von Hans Lauter Direktor der Klinik für Psychiatrie und Psychotherapie der Technischen Universität München am Klinikum rechts der Isar sowie Autor und Herausgeber von weit über zwanzig Büchern, von denen sich die meisten auf die eine oder andere Art mit dem Thema Demenz beschäftigen. Auch er glaubt, dass jeder dement wird, wenn sein Leben lang genug währt.

Gegen den Alzheimer-typischen Verfall selbst lässt sich laut Förstl so gut wie gar nichts ausrichten. Frühestens im Jahr 2030, so seine Spekulation, könne es vielleicht eine medizinische Lösung geben, welche die Demenz mithilfe einer Impfung im Durchschnitt um zehn Jahre nach hinten verschiebt. Andererseits sind die Alzheimer-Veränderungen nicht allein verantwortlich, wenn die bekannten Symptome auftauchen. So zielen Förstls Ratschläge auf die allgemeine Gesundheit und Leistungsfähigkeit unseres Gehirns. Im besten Fall kann es so lange Widerstand leisten, bis die potenziell Betroffenen, also wir alle, ohnehin einen anderen Tod sterben. Man würde, so Förstl, »seine Demenz einfach nicht mehr erleben«. Forscher wie Horst Bickel von der TU München gehen daher davon aus, dass die Zahl der

Betroffenen um etwa zwanzig Prozent zurückgehen würde, wenn es gelänge, den Beginn einer Demenz um zweieinhalb Jahre zu verzögern. Von den individuellen Schicksalen einmal abgesehen, wäre das schon aus volkswirtschaftlicher Sicht ein enormer Fortschritt.

Praktischerweise entsprechen Förstls Hinweise zur Gehirngesundheit weitestgehend denen, die auch für das allgemeine Wohlbefinden entscheidend sind. Insbesondere sind das Maßnahmen gegen Bluthochdruck, Diabetes mellitus, Übergewicht, einen hohen Cholesterinspiegel und Folsäuremangel. Darüber hinaus ist es ratsam, nicht zu rauchen, es mit dem Alkohol nicht zu übertreiben, auf eine ausgewogene Ernährung zu achten und regelmäßig Sport zu treiben. Risikofaktoren können sich gegenseitig potenzieren. Die Ratschläge, so viel scheint sicher, können alle nicht schaden, selbst wenn führende Alzheimer-Forscher im Auftrag des amerikanischen Gesundheitsministeriums im April 2010 in einem knapp 800 Seiten langen Bericht darlegten, dass es »keinen Beweis von auch nur bescheidener wissenschaftlicher Qualität für einen Zusammenhang zwischen einem veränderbaren Einflussfaktor – Medikamente, Ernährung, Bewegung und soziales Engagement – und einem verringerten Risiko der Alzheimer-Krankheit« gebe. Damit wollten sie nicht ausschließen, dass Vorbeugung möglich ist. Sie wollten nur klarstellen, dass es für einen Erfolg der vielen guten Ideen keine wissenschaftlichen Belege gibt.

Förstl setzt ganz allgemein auf den Aufbau und die Pflege einer schützenden »Gehirnreserve«, die er als eine Art »mehr oder weniger gut ausgebautes Straßennetz« beschreibt: »In einem Gehirn mit großer kognitiver Reserve führen viele Wege zum Ziel. Überall gibt es Querverbindungen, kleine Nebenstraßen, Schleichwege. Und wenn irgendwo ein Weg versperrt ist oder eine Baustelle das Durchkommen erschwert, dann nimmt man einfach einen anderen Weg, eine Nebenstraße oder einen Schleichpfad zwischen den Häusern hindurch. Man kommt trotzdem an – und häufig nicht einmal langsamer.«

Übertragen auf das Gehirn geht es dabei nicht um die Vermehrung von Nervenzellen, deren Zahl weitgehend genetisch bedingt ist, sondern um eine möglichst dichte Vernetzung. Wie das geschehen soll, ist zusammengefasst wunderbar einfach: Man braucht nur ein lebendiges Sozialleben und ausreichende geistige Anregungen im Sinne des lebenslangen Lernens. Reines Gedächtnistraining sollte dabei aber nicht überschätzt werden. Dass sich dessen Nutzen wissenschaftlich kaum nachweisen lässt, kommentierte Professor Nehen in Essen, immerhin Vorsitzender des Bundesverbandes Gedächtnistraining, mit der Bemerkung: »Es soll vor allem Spaß machen!«

Interessant ist in diesem Zusammenhang ein Phänomen, von dem erstmals 2007 Forscher in Südkorea berichteten, wo immer mehr junge Berufstätige zwischen zwanzig und dreißig Jahren über Gedächtnisschwächen insbesondere bei Telefonnummern und Passwörtern klagen. Passend dazu erklärte der Hirnforscher Hans Markowitsch im *Stern*: »Durch die zunehmende Digitalisierung können Menschen nicht mehr so gut Daten im Kopf behalten.«

Wenn Nummern und Passwörter häufiger im Mobiltelefon als im Gehirn abgespeichert und selbst einfachste Rechenaufgaben dorthin ausgelagert werden, lässt die Merkfähigkeit offensichtlich nach. »In Tests fällt uns immer wieder auf, dass diese Generation Telefonnummern oder zum Beispiel das Einmaleins nicht mehr so gut aus dem Gedächtnis wiederholen kann wie frühere Generationen«, so Markowitsch. Für die »digitale Demenz« macht der Hirnforscher auch die Schulerziehung verantwortlich, in der »kaum noch ein Gedicht auswendig gelernt und selbst für Grundrechenarten der Taschenrechner benutzt« werde.

Aber auch von diesen Alltagsaufgaben abgesehen, stellten Forscher der Columbia-University in New York mit einer Reihe von Experimenten fest, dass immer mehr Menschen, so die *Süddeutsche Zeitung,* »ihr Gedächtnis mit Suchmaschinen und Datenbanken teilen«. Im Vertrauen darauf, die nötigen Wissensinhalte jederzeit abrufen zu können, werden diese nicht dem Gehirn, sondern dem digitalen Netz überlassen. Dabei werden in erster Linie der Speicherort sowie der Weg dorthin gemerkt und nicht die Information selbst. Das Phänomen, dass wir nach der Devise »Ich muss nicht alles wissen. Ich muss nur wissen, wo es steht« immer stärker das Internet als persönliche Gedächtnisbank nutzen, nennen Kognitionsforscher mittlerweile »Google-Effekt«. Dem ist wohl am besten entgegenzuwirken, indem man statt zu »googeln« hin und wieder doch noch mal seinen Synapsen eine Chance gibt.

Auch Facebook bietet einem Demenzbetroffenen letztlich keinen Trost. Wer sein Leben zu größeren Teilen in diesem alles sammelnden sozialen Netzwerk verbringt, verfasst bekanntermaßen nebenbei eine digitale Biografie, auf die er mithilfe des Archivs jederzeit zurückgreifen kann. Ein digitales Gedächtnis der persönlichen, je nach Datenschutz aber nur bedingt privaten Art. Vergessen unmöglich. Ob man will oder nicht. Einem Menschen mit Demenz hilft das aber nur sehr bedingt. Denn er verliert die Fähigkeit, eine Struktur zu bauen, um seine Erinnerungen einzuordnen. Wenn ich mit meiner Mutter ein altes Fotoalbum durchsehe, erkennt sie vielleicht einzelne Personen und Orte, die Zusammenhänge kann sie aber nicht mehr herstellen.

Zurück zu Förstl. Der empfiehlt zudem, das Gehirn öfter mal »quer denken zu lassen«, ihm »neue Sichtweisen zu gönnen«, »ausgetretene Pfade zu verlassen« und die grauen Zellen wörtlich »auf Trab zu bringen«, weil selbst profaner physischer Ausdauersport die Hirnleistung deutlich steigert.

Während Menschen mit längerer Schulbildung darüber hinaus ganz allgemein ein nachgewiesen niedrigeres Demenzrisiko haben, wird dieses durch Dauerstress, Schlaganfälle, Depressionen und Verletzungen wie etwa Gehirnerschütterungen erhöht. Genau deswegen trage ich ab jetzt beim Fahrrad- und Skifahren einen Helm.

Und ich habe einen Termin bei Hans Förstl. Ich reise nach München, suche und finde erst die Klinik, dann auch sein Büro und warte. Nach einer Weile öffnet sich eine Tür, und Förstl, ein eher kleiner Mann mit kurzen schwarzen Haaren und akkurat gestutztem Vollbart, sagt mir, dass es ein dringendes Problem gäbe und er leider nur »32 Minuten« für mich habe. Er sagt das mit einem feinen Lächeln, ganz ruhig und fast zart, so dass es mir nicht gelingt, sauer zu werden.

Der Vorteil bei einem 32-minütigen Gespräch zum Thema Demenz ist, dass man nicht lange herumreden kann. Man darf und muss gleich auf den Punkt beziehungsweise die Punkte kommen.

– Ich hab jetzt einen Fahrradhelm und ich befolge viele Ihrer Ratschläge. Wenn jemand das nicht tut und irgendwann eine Demenz bekommt, kann man dann nicht sagen: »selber schuld«?

– Nein, keiner ist »schuld« daran. Aber die Eigenverantwortung ist ganz, ganz wichtig. Wir dürfen nicht einfach anderen aufbürden, was wir möglicherweise selbst mit verschuldet haben.

Schuld oder Verantwortung? Noch so eine Gratwanderung, denke ich.

– Ich sehe bei der Demenz und anderen Gebrechen des hohen Lebensalters die Notwendigkeit und die Chance, dass sich Menschen einer Generation wieder miteinander solidarisieren. Die nachwachsenden Generationen sind einfach zu schmächtig. Die können das nicht tragen. Das müssen die alternden Menschen selbst schultern.

Förstl könnte sich vorstellen, die Auszahlung der Rente an ein Mindestmaß an »aktiver Solidarität« zu knüpfen. Nur wer eine gewisse Zahl von Pflichtstunden, etwa bei der Unterstützung eines Nachbarn mit Demenz, leistet, bekommt sein Geld. So wäre es für die Betroffenen leichter, die Unterstützung anzunehmen.
– Für viele Menschen ist es extrem schlimm, fast schon das Ekelhafteste was es gibt, von anderen Hilfe anzunehmen, ohne etwas zurückgeben zu können.
Er sagt das ganz ruhig.
– Haben Sie Angst, dement zu werden?
– Jein. Wenn wir beide hier mehr Zeit hätten, würde ich eine Zeit lang schweigen, aber das geht ja nicht. Es ist keine attraktive Vorstellung, dement zu werden, aber ich sehe auch viele Patienten, bei denen es nicht so schlimm ist. Bei vielen schrumpft das Leben auf einen warmen Kern zusammen, und das ist für sie selbst oft nicht so belastend wie für die pflegenden Angehörigen.
Die Betroffenen selbst halten sich, so Förstl, nicht allzu lang damit auf, dass sie bestimmte Fähigkeiten verloren haben. Viele entscheidende Grundbedürfnisse wie körperliches Wohlbefinden, Schmerzfreiheit, Wahrnehmung der Umgebung und Zuwendung können noch befriedigt werden. Und dafür lohnt es sich zu leben. Abgesehen davon, hat jeder Mensch auch ein Recht auf Gebrechlichkeit.
– Wie hoch ist Ihrer Erfahrung nach der Prozentsatz der Menschen mit Demenz, denen es eigentlich »ganz gut« geht?
Förstl zeigt ein kleines Lächeln:
– Ich drehe die Frage einfach mal um und erinnere mich an alte Zahlen aus Übersichtsarbeiten zu der Frage: »Wie hoch ist der Anteil der depressiven Menschen?« Und diese Schätzungen schwankten bis vor einigen Jahren zwischen null und 87 Prozent.
Das Lächeln wird breiter. Bei jeder Studie hängen die Er-

gebnisse auch von der Perspektive und der Stichprobe ab. Förstl erzählt von einem Neurologenkongress in Prag, auf dem japanische und bulgarische Forscher ihre Untersuchungsergebnisse zum Thema »Depression bei Parkinson« vorstellten.

— Die bulgarischen Kollegen standen da mit so schwermütigen Gesichtern und verkündeten, dass fast alle Parkinson-Patienten eine schwere Depression oder sogar eine ganz schwere Depression haben. Und die Japaner waren so fröhliche Kerle in blauen Anzügen. Die mussten ständig lachen und verkündeten dann: Parkinson-Patienten sind gar nicht depressiv. Die sehen nur so aus!

Förstl lehnt sich zurück. Die deprimierende Stimmung, die manche Demenzpatienten verbreiten, müsse nicht unbedingt einer Depression des Patienten entspringen.

— Es vollzieht sich ein Wandel von Wahrnehmungen und Werten, und über weite Phasen ist der Patient mehr als nur halbwegs glücklich. Ruhig, scheinbar depressiv, aber eher langsam, empfindsam, eher passiv als aktiv, aber nicht schwer leidend.

Bei den Aussagen, die ein Mensch mit Demenz über sich selbst trifft, sollte man, so Förstl, nicht zu lange rätseln.

— Wie bei uns ist da vieles schablonenhaft. Wenn wir sagen »Mir geht es gut«, trifft es das ja auch nicht ganz. Mir tut vielleicht das linke Knie weh, aber dem Bauch geht es gut, das Gespräch ist schön, und dann sage ich »Mir geht es gut«. Das ist ja letztlich auch etwas Aufgesetztes, ein Schlaglicht und nicht das Gesamtbild. Abhängig von der Situation können die Bemerkungen der Patienten über sich und andere oft treffen wie die Faust aufs Auge, und bei nächster Gelegenheit kommt nichts, was man in eine vernünftige Beziehung setzen könnte.

— Welchen Trost kann es geben?
— Dass ganz demokratisch alle dement werden. Es sei denn, jemand macht Dummheiten und stirbt vorher an was anderem.

Förstl erzählt, dass das Nervensystem eines Menschen mit Demenz bis zuletzt aktiv ist und dass jedes einzelne Neuron mit seiner Identität zu tun hat.
– Unser Erlebnis der Gegenwart setzt sich meiner Meinung nach aus der kollektiven Funktion aller noch vitalen Neuronen zusammen. Ein bedeutsamer Teil ist natürlich beim dementen Menschen zerstört worden. Aber der Rest veranstaltet noch ein ganz großes Konzert; auch bei kleinerer Besetzung ist das Musikstück noch komplett erhalten.

Unwillkürlich denke ich an meine Mutter und dann an die Kompositionen von John Cage, für den auch die Stille zur Musik gehörte. Förstl lehnt sich zurück und schaut zur Uhr.
– Das ist das biologische Substrat unserer Identität, unseres Ich-Erlebnisses, unserer Gegenwart.

Förstl muss sich wieder den Herausforderungen des Klinikalltags stellen. Er bringt mich zur Tür.
– Ich habe das Gefühl, viel von meiner Mutter zu lernen.

Er nickt.
– Demenz birgt nicht nur die Chance, Menschen zusammenzubringen, sondern auch das menschliche Leben und den menschlichen Geist tiefer zu verstehen.

Erinnerungen VII

»Habt ihr was von der Judenvernichtung mitgekriegt?«
»Ich glaube, meine Mutter hat immer davon gesprochen. Ich will es nicht behaupten. Egon behauptet nämlich, da hätte er gar nichts von gewusst, und er ist ja im Krieg gewesen. Also, da bin ich auch nicht so ganz sicher ...«
Sie macht eine Pause.
»Doch, ich weiß das von den Juden!«
Sie klingt selbst überrascht.
»Sicher weiß ich was. Ich ging mit meiner Mutter in die Stadt. Da waren eine Frau und ein Mädchen, die hatten einen Judenstern am Mantel. Und da hat meine Mutter gesagt, ›Das sind Juden.‹ Nicht abwertend, aber auch nicht ›die armen Juden tun uns leid‹. Einfach: ›Das sind Juden, die müssen das tragen.‹ Aber die Reichskristallnacht oder so, da war ich eigentlich noch zu klein. Das wurde vielleicht von den Erwachsenen erzählt. Wenn die flüsterten, war ich immer besonders hellhörig und bin noch ein bisschen näher hingegangen. Meine Mutter arbeitete ja als Verkäuferin bei Kornblum, das waren Juden. Und die ... Ob die abgehauen sind, weiß ich nicht. Hinterher war ein anderer in dem Laden.«

Ärger im Heim

– Wir müssen uns um Muttis Beerdigung kümmern.
Meine Mutter begrüßt mich mit einem Auftrag. Sie scheint froh zu sein, ihn weitergeben zu können. Ich weiß allerdings nichts damit anzufangen. Sie hat in der letzten Zeit immer wieder von ihrer Mutter gesprochen, aber nie von deren Beerdigung.
– Was müssen wir?
– Die Beerdigung von Mutti! Wir brauchen doch einen Sarg!
So, wie sie spricht, hat sie es offensichtlich mit einem Trottel zu tun.
– Was ist denn passiert?
– Was passiert ist? Meine Mutter ist gestorben!
Ihre Antwort ist ein Vorwurf, den ich mir nicht machen lassen möchte.
– Aber deine Mutter ist doch schon seit über dreißig Jahren tot!
Meine Reaktion ist spontan, was ich sage, stimmt – und ist komplett falsch. Wie das Einbiegen in eine Sackgasse.
– Was? Nein ...
– Das hast du vergessen.
Schon, als ich es ausspreche, merke ich, dass ich gerade einen großen Fehler mache. In einer Sackgasse sollte man nicht noch Vollgas geben.
– Siehst du, das ist das Schlimme. Das kann man einem dann immer wieder vorwerfen: »Das hast du vergessen. Das hast du vergessen!«
Wir stehen vor der Wand. Ich habe uns hier reingefahren, kann nicht wenden und finde den Rückwärtsgang nicht. Meine Mutter ist entrüstet und entsetzt. Über den Tod ihrer Mutter, meine Ignoranz und wohl auch über die Ah-

nung, dass sie den Überblick über ihr eigenes Leben verliert. Ich bin ratlos und schweige. Nach ein paar Minuten erinnert sich meine Mutter nicht mehr an den Vorfall, und ich schätze es, dass das schnelle Vergessen auch mal ein Vorteil sein kann.
Sie wackelt mit ihrem Arm.
– Was machst du?
– Gar nichts. Entspannungsübungen.
Schön.
– Ich weiß jetzt, wie wir das machen, mit der Demenz.
– Wie denn?
Ich bin hellwach. Sie überlegt.
– ... hab ich vergessen.
Sie schaut irritiert, aber nicht allzu bekümmert. Sollte das ein Witz sein? Obwohl ich das nicht glaube, muss ich lachen. Überhaupt wird das noch ein eher lustiger Tag. Ich schlage vor, mich darum zu kümmern, dass ihre Gehörgänge ausgespült werden. Eine Routinemaßnahme, die auch vor der Demenzdiagnose immer mal wieder nötig war.
– Na, da bin ich mal gespannt, was danach kommt.
Sie grinst. Dann fragt sie sich laut, ob sie sich vielleicht noch mal verlieben werde.

Ein paar Wochen später bekomme ich einen Anruf aus dem Heim, dass meine Mutter auf die geriatrische Station einer nahen Klinik verlegt werden soll. So wurde es gemeinsam mit dem Hausarzt beschlossen, allerdings ohne meinen Bruder oder mich als ihre offiziellen Betreuer zu Rate zu ziehen. Das Vorgehen irritiert uns. Meine Mutter sei nicht mehr zu führen, wäre renitent und gar handgreiflich geworden. Die Verlegung diene einer umfassenden medizinischen Abklärung mit dem Ziel, sie medikamentös besser einzustellen. Das klingt nicht gut und ist für meinen Bruder und mich nicht nachvollziehbar. Wir sind froh, dass es dieses Heim gibt. Ich versuche, nicht zu kritisch mit denjenigen zu sein, die sich um meine Mutter kümmern. Ich begegne den Pflegern, wo es nur geht, mit Verständnis und Dankbarkeit in dem absurden Wunsch, dass im Gegenzug mein schlechtes Gewissen gelindert wird, ja dass ich vielleicht sogar Vergebung dafür erfahre, dass ich meine Mutter nicht selbst pflege. Und ich vermeide direkte Kritik, weil ich Angst habe, dass meine Mutter es eventuell ausbaden muss. Das sind keine guten Voraussetzungen. Und natürlich funktioniert das nicht.

In den ersten Wochen und Monaten hatte sich meine Mutter noch ein paar Mal einfach ihren kleinen Rucksack aufgesetzt und ist unbemerkt raus in den Park oder weiter ins Dorf gelaufen. Jedes Mal hat sie sich verirrt, bis sie von den Pflegern gefunden wurde. Manchmal wurde sie auch von ein paar Kindern zurückgebracht. Immer häufiger wirkten diese Spaziergänge auf mich wie kleine Fluchtversuche. Irgendwann versteckten Pflegerinnen den Rucksack, um den Impuls zur Wanderschaft zu unterdrücken. Auch das wurde von meinem Bruder und mir vor allem mit Skepsis registriert.

In den normalen Arbeitsstrukturen eines Heims gibt es kaum Kapazitäten für betreute individuelle Spaziergänge. Und offensichtlich schieben einige der Pflegerinnen meine Mutter bevorzugt in einem Rollstuhl umher, anstatt sie, was mühsamer und zeitaufwendiger ist, beim Gehen zu unterstützen. Schätze ich die Situation falsch ein, bin ich zu anspruchsvoll, ist mein Blick auf den Zustand meiner Mutter zu positiv?

In der Klinik benimmt sie sich völlig unauffällig. Der behandelnde Arzt weiß nicht, was er an der medikamentösen Dosierung ändern soll. Nach zwei Wochen kommt meine Mutter zurück in ihr Heim. Auf einem »Spaziergang« bleibe ich mit ihr im Flur vor den Fotos der Stationsmitarbeiter stehen. Ich frage sie, mit wem sie den Ärger hatte, der zu der Überweisung in die Klinik führte. Demenz hin oder her – meine Mutter zeigt auf das Foto der Frau, die ich bereits »im Verdacht« hatte. Sie bittet mich, mit niemandem darüber zu sprechen. Das ist für meinen Bruder und mich der Auslöser, ein neues Heim zu suchen. Meine Mutter ist einverstanden. Doch es dauert Monate, bis wir einen Platz in einer Einrichtung in der Nachbarschaft meines Bruders bekommen.

Auch in Berlin hatte ich mich umgekuckt, obwohl meine Mutter immer wieder gesagt hat, dass sie hier nicht herziehen will. Aber würde sie davon jetzt überhaupt noch etwas mitbekommen? Außerdem könnten meine Familie und ich sie hier viel öfter besuchen. Die Berliner Mentalität ist allerdings eine andere als die westfälische, und so etwas, da bin ich mir sicher, spürt meine Mutter.
    Letztlich verwerfen wir diese Idee aber, auch weil uns das eine Heim in der Nähe meiner Wohnung nicht gefällt, während das andere schlichtweg zu teuer ist. Ein etwas schwieriges Thema. Meine Mutter hat Ersparnisse, die wir für ihr Heim nutzen, da ihre Rente und ein monatlicher Zuschuss aus Egons Erbe bei Weitem nicht für die laufenden Kosten ausreichen. So schwingt bei ausführlicheren Kalkulationen über die finanzielle Situation meiner Mutter immer auch eine Kalkulation über ihre Lebenserwartung mit, weshalb wir solche Rechnungen nie weiter vertiefen. Wir lassen es auf uns zukommen, dass in ein paar Jahren wir für den monatlichen Restbetrag aufkommen werden müssen.
    Nachdem ich meiner Mutter noch einmal die Hintergründe ihres anstehenden Umzugs in groben Zügen erläutert habe, fragt sie, ob ihr neues Domizil zu einer studentischen Verbindung gehört.
– Nein.
– Ach so.

Meine Antwort trägt sie zum Glück mit Fassung. Danach Stille, Ratlosigkeit und Unruhe. Ich weiß nicht, was ich sagen soll.

Bevor der Vertrag unterschrieben wird, bekommt meine Mutter Besuch von einem Sozialarbeiter der neuen Einrichtung, der sich einen persönlichen Eindruck machen möchte. Das irritiert mich, irgendwie fühlt sich das an wie ein Bewerbungsgespräch. Ich möchte gern einen guten Eindruck machen. Genau genommen geht es natürlich um den Eindruck, den meine Mutter hinterlässt. Da sie aber nun mal eine Demenz hat, sind mir die Kriterien dafür nicht ganz klar, und das verunsichert mich zusätzlich. Immerhin fällt sie keine Leute an und hat auch keine Tendenz, unbekleidet über die Station zu flanieren oder dergleichen. Doch wie sähe die Sache aus, wenn sie so ein schwieriger Fall wäre, jemand, der rumschreit, dem die Demenz die Schaltzentrale für alle möglichen Hemmungen zerstört hat?
    Der Mann, der dann schließlich kommt, macht allerdings einen entspannten Eindruck. Markus Kübler ist Mitte dreißig und hat die langen Haare zu einem Pferdeschwanz gebunden. Meine Mutter ist ebenfalls recht entspannt. Bei einigen Antworten helfe ich ihr. Als ich dabei meinen Vater, also »den Mann meiner Mutter«, erwähne, kichert sie über meinen vermeintlichen Scherz und stellt klar, dass natürlich ich ihr Ehemann sei.
    Anschließend erkundigt sich Kübler noch bei den Pflegern, bespricht sich mit der Leitung seines Heimes und teilt uns dann mit, dass wir den Umzug planen können. Ich bin erleichtert und hoffe, dass dieser Schritt meiner Mutter gut tun wird.

Später sortiere ich ihren Kleiderschrank. Sie sitzt am Tisch, sagt etwas, was ich nicht verstehe, und schaut dabei zu Boden.

– Kann ich dir helfen?
– Ich muss doch meinen Kleinen noch fragen, was er will.
Und wieder mal habe ich keine Ahnung, was sie meinen könnte. Es gelingt mir immer seltener, einen realen Bezug, eine Logik hinter ihren überraschenden Ideen, Fragen und Sorgen zu finden. Oft fehlt mir dazu die Fantasie, und so scheitere ich regelmäßig dabei, mich auf sie einzulassen, ihr entgegenzukommen in ihrer »anderen Welt«.
– Hast du einen Hund, mit dem du sprichst?
– Nein! Meinen Sohn.
Das könnte wieder mal bitter werden.
– Wie heißt denn dein Sohn?
– Jörn.
Ich muss schlucken.
– Und wie alt ist er?
– Sieben oder acht.
Meine Mutter ist sich da ganz sicher.
– Ist der eher süß oder eher frech?
Frage ich.
– Eher süß.
Immerhin.
– Und was glaubst du, wer ich bin?
Sie schaut mich an.
– Das hat mir noch niemand erklärt.
Es ist so weit, denke ich und verweigere den bescheuerten Satz »Aber Mama, ich bin doch dein Sohn!« Wozu auch? Ich weiß es ja, und du wirst es mir entweder nicht glauben, oder wirst dich sehr erschrecken und es mir deswegen vielleicht auch gar nicht glauben wollen, denn wenn du mir glaubst, dass du mittlerweile nicht mehr weißt, dass ich dein Sohn bin, musst du den Abgrund anerkennen, an dem du stehst. Und wenn du es dann doch merken und akzeptieren solltest, wirst du es kurz darauf wieder vergessen haben.

Alles in allem ist das wohl so was wie eine klassische

Lose-lose-Situation. Denk doch, was du willst, schießt es mir durch den Kopf. Denk vielleicht einfach, ich bin der nette Besucher, dessen Gesicht, dessen Stimme dir irgendwie vertraut vorkommen. Und irgendwann wirst du vielleicht das Gefühl haben, das ist ein Besucher, den du noch nie gesehen hast. Ich hoffe, wir haben noch etwas Zeit bis zu diesem nächsten »irgendwann«. Denn es wird mit Sicherheit kommen. Und ich hoffe noch mehr, dass du mich, diesen unbekannten Neuen, dann doch irgendwie sympathisch findest. Und wenn nicht? Ja, dann wird es ein bisschen schwieriger.

Sie ist wieder eingeschlafen, und ich muss zum Zug. Wird sie beim Aufwachen meine Abwesenheit bemerken? Wird sie sich überhaupt erinnern, dass ich heute bei ihr war? Ich wecke sie dann doch, um mich zu verabschieden. Sie lächelt.

Die Erinnerung daran schützt mich eine Weile vor der Traurigkeit.

»Glückliche Menschen mit Demenz«
Der Sozialarbeiter Markus Kübler

Markus Kübler hatte im Gespräch erwähnt, dass er sich in seiner Diplomarbeit mit dem Thema Demenz beschäftigt hat. Das und seine praktischen Erfahrungen interessieren mich. Wir verabreden uns. Eigentlich, erzählt Kübler, wollte er eine Kochlehre machen, landete aber erst mal als Zivildienstleistender in einem Altenheim. Weil es ihm da gut gefiel, studierte er anschließend Sozialarbeit und ließ sich zur Fachkraft in Gerontopsychiatrie ausbilden. »Eine spannende Arbeit«, sagt er.
— Jeder Tag ist unberechenbar. Man weiß nie genau, was passiert. Menschen mit Demenz verstellen sich ja nicht. Die machen im Gegensatz zu uns vor allem das, wozu sie gerade Lust haben. Es gibt auch immer wieder was zu lachen. Kein Auslachen. Aber Situationen, Reaktionen, die einen verblüffen und auch mal umhauen.

Etwa vier Fünftel der Bewohner der Einrichtung sind mehr oder weniger von einer Demenz betroffen.
— Es gibt auf jeden Fall auch glückliche Menschen mit Demenz. Wobei für viele die Anfangsphase, wenn sie merken, dass sich was ändert, schwierig ist. Wenn sie sich in ihrer eigenen Welt befinden, wirken zumindest einige recht glücklich.

Gut zwei Drittel der Betroffenen, glaubt Kübler, sind mit ihrer Situation zufrieden.
— Viele kommen hierher und sagen bei der Aufnahme, dass sie alles selber können. Wenn man aber genauer hinkuckt, stimmt das oft nicht. Es ist allerdings grundsätzlich so, dass man von Menschen mit einer Depression meist »Nee, ich kann nichts mehr. Mach du das mal!« zu hören bekommt, während Menschen mit einer

Alzheimer-Demenz eher zu einem »Ich kann alles, und bei mir ist alles gut« tendieren. Viele verstecken sich da hinter einer Fassade.

Die Betroffenen würden sich im Heim oft auch weiterentwickeln. Es gäbe vormals »Angepasste, die jetzt den Aufstand proben«, ehemalige »Gewitterziegen, die sehr lieb werden«, und auch Nonnen und Priester die, nachdem die Demenz sie von der einen oder anderen Hemmung befreit hat, »plötzlich zu Hochform auflaufen«.

– Und Sie selbst? Haben Sie Angst, selbst einmal eine Demenz zu bekommen?

Er zögert.

– Manchmal, wenn ich so Bewohner vor Augen hab, dann denke ich, wenn ich dement werden sollte, dann gern so wie die. Das sind dann Menschen, die in ihrer überschaubaren Welt häufig sehr zufrieden mit Kleinigkeiten sind und da auch viel Freude empfinden. Wenn man auf die zugeht, bekommt man oft direkt ein Lachen zurück. Das ist ähnlich wie bei Kindern.

Auf die Betroffenen zuzugehen, sei entscheidend, sagt Kübler.

– Das Wichtigste ist der Kontakt.

Er beruft sich dabei auf den »personenzentrierten Ansatz« des englischen Sozialpsychologen Tom Kitwood. Als Alternative zu einem in erster Linie medizinischen Blick auf die Betroffenen entwickelte der 1998 verstorbene Kitwood eine neue »Demenzpflegekultur«, die darauf zielt, die Betroffenen in ihrer Einzigartigkeit zu würdigen und zu achten. Er selbst beschrieb das so:

> »Der Kontakt mit Demenz und anderen Formen schwerer kognitiver Beeinträchtigung kann und sollte uns aus unseren üblichen Mustern der übertriebenen Geschäftigkeit, des Hyperkognitivismus und der Geschwätzigkeit herausführen in eine Seinsweise, in

der Emotion und Gefühl viel mehr Raum gegeben wird. Demente Menschen, für die das Leben der Emotionen oft intensiv und ohne die üblichen Hemmungen verläuft, haben den Rest der Menschheit unter Umständen etwas Wichtiges zu lehren. Sie bitten uns sozusagen, den Riss im Erleben, den die westliche Kultur hervorgerufen hat, zu heilen, und laden uns ein, zu Aspekten unseres Seins zurückzukehren, die in evolutionärem Sinne viel älter sind, stärker mit dem Körper und seinen Funktionen in Einklang stehen und dem Leben aus dem Instinkt heraus näher sind.«

Kitwood zielt dabei nicht auf eine nach heutigem Wissensstand eher unwahrscheinliche Heilung, sondern auf das Wohlbefinden der Betroffenen und die gelingende Beziehung zu ihnen.
– Es geht um den sozialen Aspekt: Person sein bedeutet, in einem sozialen Kontext zu stehen. Das verhindert, dass der Betroffene, egal wie dement er ist, lediglich als zu pflegendes Objekt gesehen wird.

Wichtig ist, so Kübler, vor allem die zwischenmenschliche Begegnung auf der emotionalen Ebene. Sie soll, und das ist entscheidend, dem Betroffenen ein Gefühl der Geborgenheit und Wertschätzung vermitteln. Das klingt gut, lässt sich in der ökonomisch bedingten Struktur des Heimalltags aber sicherlich nicht immer oder vielleicht auch nur selten umsetzen.
– Das ist eine tägliche Herausforderung. Die Personalressourcen sind in den letzten zehn Jahren definitiv schlechter geworden. Die meisten Pflegekräfte sind gut geschult, und bei dem, was hier insgesamt alles erledigt werden muss, bin ich überrascht, was dann doch im Sinne der personenzentrierten Pflege geleistet wird. Es ist vor allem wichtig, den Betroffenen nicht immer die

eigene Sichtweise überzustülpen. Wer hier zum Beispiel mit Händen essen will, darf das auch tun. Es ist wesentlich entspannter, wenn man die Leute lässt, wie sie sind. Das ist nicht einfach, aber es gelingt.
Kübler sagt, dass er durch die Begegnungen mit den betroffenen Menschen viel gelernt hat. In erster Linie die Feinfühligkeit und Gelassenheit, die der Umgang mit ihnen erfordert. Ich erzähle ihm die Geschichte mit den Tour-de-France-Karten, bei der meine Mutter meine Lüge bemerkte. Er nickt.
— Menschen mit Demenz haben ein feines Gespür für Stimmungen. Die merken, wenn man nicht echt ist.

Eine letzte Frage, es geht um die konkreten Begegnungen mit meiner Mutter. Lauter sprach von der Aufgabe, »den Augenblick auszuschöpfen«. Kübler nickt, als ich ihm davon erzähle.
— Obwohl bei den Betroffenen die mehr oder weniger großen Bruchstücke der Vergangenheit oft noch sehr präsent sind, leben sie insgesamt schon sehr im »Hier und Jetzt«. Wenn ich ihnen was Gutes tue, fühlen sie sich gut. Das kann nach zehn Minuten aber wieder anders sein. Deswegen bin ich auch nicht so ein Freund von »nachhaltigen« Angeboten wie Ausflügen. Das ist häufig schnell wieder vergessen. Immer wieder vermittelte kleine Freuden scheinen mir da oft sinnvoller.

Er holt tief Luft.
— Menschen mit Demenz zwingen einen dazu, einen Gang zurückzuschalten und genauer hinzuschauen.

Erinnerungen VIII

»*Wie war das mit der Kriegsgefangenschaft deines Vaters?*«

»*Der kam in dieses riesige Rheinwiesenlager nach Büderich. Da sind viele gestorben, weil die Amerikaner viele Gefangene machten und schon rein platzmäßig gar nicht darauf eingerichtet waren. Da mussten sie sich selbst ein Loch graben und sehen, wie sie zurechtkamen. Die hatten auch erst nicht genug zu essen. Das war im Sommer, mit brütender Hitze. Allein genug Wasser zu bekommen, war schon ein Drama. Und das haben sehr, sehr viele, weil die doch so entkräftet waren, nicht überlebt.*«

»*Konntet ihr ihn da besuchen?*«

»*Nein, wie denn auch?*«

»*Wie lange war er dort?*«

»*Ein paar Wochen. Acht Wochen, sagen wir mal. Ja, kann sein.*«

»*Habt ihr gehungert nach dem Krieg?*«

»*Nein, gehungert haben wir nie. Weil Papa immer gehamstert hat ... Ach, einmal ist was Schlimmes passiert. Da fuhr er in ein Dorf, wo er einen Bauern kannte. Und für den hat er hin und wieder was ausgebessert oder so. Papa war ja Elektriker. Dafür konnten wir ein paar Pflaumen oder Äpfel kriegen, ein paar Eier oder Milch für meinen kleinen Bruder Joachim. Einmal ist Papa im Dunkeln Fahrrad gefahren und gestürzt. Da ist die ganze Milch ausgelaufen.*«

Sie schluchzt leise.

»*Mein Vater konnte gut schachern. Manchmal brachte er sogar ein Stück Speck mit. Das war ja was ganz Tolles! Eines Tages schrieb seine Schwester, meine Tante, eine Karte. Telefon hatten wir ja alle nicht. ›Willi, du musst un-*

bedingt kommen!‹ Da gab es ein Vorratslager, das einfach geplündert wurde, weil die Leute so Hunger hatten. Papa ist los und hat da was geholt. Und mit Tante Gerda und Mutti bin ich auch hingefahren. Wir saßen hinten auf einem Lastwagen, so ein Kohlevergaser. Als wir endlich ankamen, waren wir schwarz wie die Neger. Wir mussten über die Weser, und die Brücke war gesprengt. Um sechs oder sieben Uhr abends durftest du nicht mehr auf der Straße sein. Am anderen Ufer stand ein Posten mit Gewehr. Wir mussten irgendwie über diese Brückenreste, und ein Stück davon war nur so ein Brett. So was kann ich ja nicht. ›Ich gehe hier nicht! Ich gehe hier nicht!‹, hab ich gesagt. Und da haben die mich angeschrien: ›Wenn du jetzt nicht gehst, schmeißen wir dich ins Wasser!‹ Sie wollten mir Angst machen, dass ich ging. Als wir auf der anderen Seite angekommen sind, war es schon zehn nach sieben, aber der Posten hat nichts gesagt ... Ich krieg das jetzt gar nicht mehr so zusammen. Oder war Papa da gar nicht? Vielleicht hat Papa da auch gehamstert, und wir waren da, als das ...«

Wird alles, was wahrgenommen worden ist, umsonst wahrgenommen worden sein?

– Gibt es Dinge in deinem Leben, die du bereust?
Ein paar Wochen später. Wir sitzen im Auto.
– Kann sein ... ich kann mich nicht erinnern.
Wir schauen uns nicht an. Ich achte auf die Straße, und auch der Blick meiner Mutter geht geradeaus.
– Dinge, auf die du stolz bist?
– Ja.
– Und?
Ich will sie nicht drängen. Sie hat einen anderen Rhythmus. Ich warte, bis ich glaube, dass sie die Frage vergessen haben könnte.
– Auf was bist du stolz, Mama?
– Auf was, weiß ich jetzt nicht.
– Würdest du in deinem Leben etwas ändern wollen?
Wieder eine lange Pause. Wieder hat sie die Frage vergessen. Nein, hat sie nicht.
– Ich möchte mich gern an alles erinnern können.

Ich habe sie abgeholt, um mit ihr in Münster meinen Vater zu besuchen. Der Anlass könnte trauriger kaum sein. Mein Vater liegt auf der Intensivstation der Uniklinik. Nach einer verpfuschten Rückenoperation zehn Monate zuvor ist er vom neunten Brustwirbel ab gelähmt. Das war ein Schock, und neben der Geschichte mit meiner Mutter das zweite Familiendrama innerhalb eines Jahres. Er hat die Herausforderung angenommen, war dabei, sich irgendwie mit einem Leben im Rollstuhl zu arrangieren, ebenfalls in einem Pflegeheim. Vor acht Wochen wurde jedoch eine akut lebensbedrohliche Infektion an der operierten Wirbelsäule entdeckt, welche die Wirbel im Umfeld der Entzündung »in Eiter aufgelöst hatte«, wie uns ein Arzt vielleicht ein wenig anschaulicher als nötig erklärte.

Nach vier Wochen voller Bangen und Warten, die mein Vater in einem kleinen Krankenhaus verbrachte, in dem die aufwendige Operation nicht vorgenommen werden konnte, hatte sich schließlich die Uniklinik bereit erklärt, ihn aufzunehmen und den Eingriff zu wagen. Es wurden dann zwei Operationen, die insgesamt siebzehn Stunden dauerten und erfolgreich verliefen. Ganz langsam hatte er sich von da an auf der Intensivstation erholt. Seit ein paar Tagen aber verschlechterten sich die Laborwerte dramatisch. Nachdem mein Vater kaum noch Lebenswillen zeigte und immer seltener bei Bewusstsein war, hatten die Ärzte nach seiner Patientenverfügung gefragt und uns gesagt, dass es kaum noch Hoffnung gäbe.

In diesem Wissen fahre ich meine an Demenz leidende Mutter zu einem Abschiedsbesuch bei meinem weitgehend bewusstlosen Vater. Mein Bruder und ich sind uns nicht sicher, ob das sinnvoll ist, denken aber, dass es die letzte Gelegenheit für eine Begegnung unserer Eltern ist. Auch nach ihrer Trennung hatten sie noch ein insgesamt gutes Verhältnis.

Meine Mutter reagierte auf die Nachricht gefasst und war sofort bereit mitzufahren. Begreift sie, was los ist? Im Auto fragt sie mich, ob »Mutti Bescheid weiß«. Ich weiche aus, will ihr nicht wieder erklären, dass ihre Mutter seit mehr als dreißig Jahren tot ist. Wozu auch? Dann fragt sie einmal mehr, ob »Jörn da ist«. Als ich den Parkplatz des Klinikums ansteuere, zweifle ich, ob das alles eine so gute Idee war.

Mago, meine Schwägerin, wartet schon auf uns. Das ist gut. Da mein Vater wegen diverser multiresistenter Keime, mit denen er sich auch noch rumschlagen muss, auf einem

Isolierzimmer liegt, müssen wir Kittel, Haube, Mundschutz und Gummihandschuhe überziehen. Ein bizarrer Mummenschanz. Vorsichtig führen wir meine Mutter ans Bett meines Vaters. Im ganzen Zimmer stehen die blinkenden und piepsenden Apparaturen der Intensivmedizin. Meine Mutter kauert auf einem Stuhl. Sie wirkt gefasst und klar, hält die Hand meines Vaters, drückt sie immer wieder. Sie waren über vierzig Jahre ein Paar und sind immer noch verheiratet. Sie redet ihm zu. Keiner im Raum versteht, was genau sie sagt.

Ich glaube, dass mein Vater mitbekommt, wer da ist. Doch seine Reaktionen sind schwach und schwer zu deuten. Vielleicht bilde ich mir das alles auch nur ein. Es geht um den Abschied voneinander und um den Abschied von der Welt. Der Raum ist voller Abgründe, und wir halten uns gegenseitig an den Händen. Dass es nur bedrückend und nicht auch noch rührselig wird, liegt an den pragmatischen Auftritten einer resoluten Intensivpflegerin, die regelmäßig alle möglichen Werte abliest und notiert. Nach einer Stunde gehen wir wieder.

Als wir mit meiner Mutter das Krankenhaus verlassen, schlägt Mago ein Restaurant vor, und wir gehen essen. Meine Mutter macht einen stabilen und wachen Eindruck, auch wenn sie einiges durcheinanderbringt. Trotz allem ist es ein Trost, hier zusammensitzen zu können.
Auf der Rückfahrt sagt meine Mutter unvermittelt:
– Das Leben kann so traurig und so schön sein.
Trotz Nachfragen finde ich nicht heraus, wie sie darauf kommt. Aber sie hat recht.

In den folgenden Tagen und Wochen kriegt mein Vater zur Überraschung aller die Kurve zurück ins Leben. Die Ärzte probieren es doch noch mal mit einer Dialyse, und seine von uns so geschätzte Lebensgefährtin, mein Bruder und ich reden tagelang laut auf den vermeintlich Bewusstlosen ein, versuchen ihm klarzumachen, dass es um alles geht, dass sein Leben zu Ende ist, wenn er sich jetzt nicht daran festhält. Er wird sich später nicht daran erinnern können.

In dieser Zeit kreisen meine Gedanken immer häufiger um einen Satz des französischen Philosophen Roland Barthes: »Alles, was wahrgenommen worden ist, wird umsonst wahrgenommen worden sein.« Barthes bezieht sich dabei nicht auf die Demenz, er versucht mit diesen Zeilen eine sprachliche Annäherung an den Tod. Jonathan Franzen beschreibt als Sohn eines Betroffenen die Demenz als »ein Prisma, das den Tod in seine sonst fest zusammengefügten Teile auffächert«. Der Tod der Unabhängigkeit. Der Tod der Erinnerung. Der Tod des Bewusstseins. Der Tod der Persönlichkeit. Der Tod des Körpers.

Meine Mutter ist nicht tot. Sie lebt. Immer wieder frage ich mich, was das für ein Leben ist, bei dem sich das Gedächtnis verabschiedet. Wird alles, was wahrgenommen worden ist, umsonst wahrgenommen worden sein? Diese Vorstellung lässt mich nicht los. Die Demenz stellt zu vieles infrage, was mir in meinem Leben wichtig ist.

Neue Erfahrungen haben mich im Zweifelsfall immer mehr interessiert als materielle Reichtümer. Ja, geht es im Leben nicht darum, Erfahrungen zu suchen, zu machen und zu verarbeiten? Darum, das Leben auszukosten oder – vielleicht noch besser gesagt – es auszuleben? Und darum, sich weiterzuentwickeln, um ein interessanter, respektierter, geschätzter und im Wortsinn auch liebens-werter Mann, Partner, Freund, Vater, Bruder, Sohn, Schwager oder einfach nur Mitbürger zu werden, zu sein und zu bleiben? Um dann zu erleben, wie alles zerbröselt? Die Aussicht, dass meine Erfahrungsreichtümer, die meine einzigen Reichtümer sind, am Ende wegschmelzen wie die Gletscher im Klimawandel ... Ich kann nicht einmal sagen, dass mir diese Aussicht Angst macht, weil ich mir das im

Grunde gar nicht vorstellen kann. Ich weiß nicht, ob das jetzt Ignoranz oder Selbstschutz oder beides ist.

»Die Erinnerung«, schrieb Jean Paul, »ist das einzige Paradies, aus dem wir nicht vertrieben werden können.« Denkste, Jean Paul, denkste!

»Wir sind, was wir erinnern.«
Der Psychologe Rüdiger Pohl

Das autobiographische Gedächtnis: Die Psychologie unserer Lebensgeschichte heißt ein lesenswertes Buch, das die Forschungsergebnisse zweier Jahrzehnte zusammenfasst. Geschrieben hat es der Mannheimer Psychologie-Professor Rüdiger Pohl.

Das autobiografische Gedächtnis wird dem deklarativen Gedächtnis zugeordnet, in dem all die Inhalte abgespeichert sind, auf die wir bewusst zugreifen können. Demgegenüber bezieht sich das prozedurale Gedächtnis auf die Fähigkeiten, die wir im Alltag nicht bewusst kontrollieren müssen, wie zum Beispiel Fahrradfahren. Zum deklarativen Gedächtnis zählt neben dem autobiographischen Gedächtnis auch noch das semantische Gedächtnis für eher allgemeine, zeitlose Wissensinhalte, wie wir sie zum Beispiel in der Schule gelernt haben oder in der Zeitung lesen. Das autobiografische oder auch episodisch genannte Gedächtnis verbindet schließlich alle unsere einzigartigen, konkreten, persönlichen, zeitlich datierten Erinnerungen, die wir selbst erlebt haben. Mit Pohls Worten: »Es definiert uns gewissermaßen und verschafft uns Identität.« Oder noch kürzer: »Wir sind, was wir erinnern.«

Und wenn wir uns nicht mehr erinnern?

Ich besuche Pohl in seinem Universitätsbüro in einem Flügel des imposanten Mannheimer Schlosses. Ein schlanker, angenehm uneitler Mann Mitte fünfzig.

— Ab einem Alter von fünfzig Jahren nimmt das Volumen des Gehirns ab.

Pohl beschreibt den alltäglichen Alterungsprozesses in unseren Köpfen.

— Auch die Isolierung der Neuronen lässt nach, das heißt, die Hüllen der neuronalen Weiterleitungen verschwinden. Die Reizweiterleitung wird störanfälliger. Die Sauerstoffversorgung wird schlechter, Zellen sterben ab, auch die Neurotransmitter, die für die Überleitungen bei den Nervenzellen verantwortlich sind, lassen nach. Das ist eine ganze Reihe völlig normaler chemischer Vorgänge.

Auch ohne Demenz klingt das nach einer großen Neuronenverwüstung, einer Art Dreißigjährigem Krieg, dem unsere Gehirne ausgeliefert sind.

— Bei der Demenz geht das aber über das normale Maß hinaus. Die Verbindungen gehen viel schneller verloren. Das Netz wird immer löchriger und löst sich mehr und mehr auf.

Mit Demenz klingt es wie ein Neuronenmassaker, ein Dreißigjähriger Krieg mit Massenvernichtungswaffen. Mein Versuch, mich mit Sarkasmus zu schützen, hilft allerdings nur bedingt.

— Was muss passieren, damit Sie sich noch möglichst lange an meinen Besuch erinnern?
— Am besten würde etwas Überraschendes passieren, etwas, was mit möglichst starken Gefühlen verbunden ist. Egal ob das jetzt gute oder schlechte Emotionen sind. Wenn dies zum Beispiel der doofste Tag meines Lebens wird, stehen die Chancen, dass ich mich da noch lange dran erinnern werde, sehr gut.

Noch bevor ich mögliche Beiträge meinerseits dazu durchgehen kann, eröffnet Pohl eine andere Option.

— Es wäre aber auch schon nicht schlecht, wenn ich durch unsere Begegnung auf einen neuen Gedanken oder eine neue Perspektive stoßen würde.
— Würden Sie sich gern an alles erinnern können?
— Nein, natürlich nicht. Das wäre eine Katastrophe. Es gibt die Geschichten von fünf oder sechs Menschen auf

dieser Welt, die darunter leiden. Zum Beispiel von einem Russen, der wahnsinnig wurde, oder eine Amerikanerin, die ihr Gedächtnis als ein »Tonband ohne Stopptaste« erlebt. Die würde das sehr gern abstellen.
Die Frau heißt Jill Price. Sie ist fünfundvierzig Jahre alt und kann sich an jeden Tag ihres Lebens seit dem Februar 1980 erinnern. Immer noch forschen Mediziner nach einer Erklärung für dieses Phänomen. »Die Bilder in meinem Kopf kann man sich wie einen vielfach unterteilten Fernsehschirm vorstellen«, erklärte sie in einem Interview mit der *Süddeutschen Zeitung*. »Dort laufen in einer Endlosschleife Filme parallel ab. Als hätten Kameras Episoden meines Leben aufgenommen, die nun zugleich abgespielt werden.« Meist gelänge es ihr, den Bildern keine Aufmerksamkeit zu schenken. Nützen würde ihr diese Gabe kaum, da sich die kompletten Erinnerungen vor allem auf autobiografische Erlebnisse beziehen, nicht aber auf historische Daten aus dem Schulunterricht, auf Gedichte oder Einkaufslisten. »Ich habe Dinge noch nicht verarbeitet, die dreißig Jahre her sind. Das wird immer extrem schwer für mich sein.«
Dass Vergessen auch eine Gnade sein kann, wurde mir spätestens bei meinem ersten Liebeskummer bewusst, als ich zu meiner Überraschung irgendwann doch noch mal wieder an etwas anderes denken konnte. Abgesehen davon, dass man nicht allzu viele unangenehme Erlebnisse allzu lange mit sich rumtragen möchte, ist der Abschied von so mancher Erinnerung auch eine gehirnökonomische Notwendigkeit. Und wenn ich ehrlich bin, muss ich eingestehen, dass vielleicht nicht alle meine Erlebnisse so wichtig waren. Nietzsche sagte dazu: »Nur durch das Vergessen erhält der Geist die Möglichkeit der totalen Erneuerung.« Meine Mutter kann er damit allerdings nicht gemeint haben.
Ich versuche mir vorzustellen, wie es wäre, für jede neue

Erinnerung eine alte bewusst abgeben zu müssen. Das könnten schwierige Entscheidungen werden. Allerdings wäre mein Gehirn dann auch etwas aufgeräumter. Ich muss dabei an mein Arbeitszimmer denken, meinen Vorsatz, es nicht zu überladen, für alles, was ich neu reinstelle, etwas anderes wegzuwerfen. Das gelingt nicht immer. Eigentlich gelingt es nur sehr selten. Fasziniert bin ich dabei von der Idee eines lebensnahen Minimalismus. Menschen, denen es gelingt, mit nur dreihundert oder gar hundert persönlichen Besitztümern auszukommen. Was wären, nun wieder zurückgedacht, meine liebsten, oder soll ich sagen dreihundert wichtigsten Erinnerungen? Die eindrucksvollsten hundert? Oder gar die Top Ten? Schon bei dem Gedanken rattern glücksbesetzte Bilder aus meinem bisherigen Leben durch mein Gehirn. Liebe, Familie, überstandene Abenteuer, Erfolge ...

Und die andere Seite, die düsteren, unangenehmen Erinnerungen? Diese hervorzukramen, ist schwieriger. Und ich gebe mir auch nicht allzu viel Mühe. Allerdings haben mich die enttäuschten Hoffnungen ebenfalls geprägt, die schmerzvollen Niederlagen, der Unfall, bei dem ein naher Freund neben mir starb ... Auch diese Erinnerungen leben weiter. Auch sie bereichern mein Leben. Doch sie sind zum Glück weniger präsent.

Die Wissenschaft spricht da vom Peters-Prinzip: Das Vergessen geschieht selektiv. Es ist davon abhängig, wie stark eine Erfahrung mit Gefühlen verknüpft ist. Was nicht wichtig ist, landet schneller im Orkus. Oder zumindest das, was mit weniger intensiven Gefühlen verknüpft ist. Bestimmte Vokabeln, Passwörter und so weiter, die ich immer wieder mal vergesse, können ja durchaus »wichtig« sein, ich kann allerdings keine emotionale Beziehung zu ihnen aufbauen.

Nach dem Peters-Prinzip, und ich kann es ja bestätigen, halten sich von den emotionsbeladenen Erfahrungen also die positiv besetzten länger im Gedächtnis. Deswegen sind die »alten Zeiten« auch oft die »guten alten Zeiten«. Das ist praktisch und schön, wenn man sich nicht gerade als Sohn, Enkel oder Auszubildender ständig anhören muss, dass »früher alles besser war«.

Pohl erwähnt in seinem Buch eine Theorie, nach der jeder Mensch jedes Jahr im Durchschnitt 175 200 Erinnerungen ansammelt. Auch wenn davon später nur noch ein Bruchteil verfügbar ist, wären das bei meinen siebenundvierzig Lebensjahren insgesamt 8 234 400 Eindrücke. Noch bevor Pohl relativiert, glaube ich, dass ich die nicht alle brauche.

– Die Zahl beruht auf Schätzungen. Es ist schwierig, das zu überprüfen. Aber die Erfahrung lehrt uns, dass wir mehr wissen, als wir denken. Wenn man dem Gedächtnis die »richtigen« Hinweisreize als Abrufschlüssel bietet, fällt einem immer noch mehr vermeintlich Vergessenes wieder ein. Auch bestimmte chemische Stoffe können da unter Umständen helfen. Es ist allerdings schwer zu sagen, wann tatsächlich alle vorhandenen Erinnerungen abgerufen sind. Einige sagen, es ist immer alles da, es braucht nur die richtige Methode, um das auch abrufen zu können. Aber da bin ich skeptisch.

Ein einfaches Bild für unser Gedächtnis lieferte bereits Platon, der es als weiche Wachsplatte beschrieb, in die bestimmte Erlebnisse im wahrsten Sinn des Wortes »eingedrückt« werden. Pohl hält diese Metapher immer noch für hilfreich, weil sie impliziert, dass es für jede Erinnerung eine physikalische Entsprechung auf der Wachstafel beziehungsweise in unserem Gehirn gibt.

– Allerdings, und da passt das Wachs-Bild dann nicht mehr, ist unser Gehirn ein lebendiges Organ, das sich permanent verändert. Während wir hier reden, bilden wir zigtausend neue Synapsen, andere gehen verloren. Das ist ein kontinuierlicher Prozess, bei dem alte Erinnerungen verloren gehen, verändert oder neu interpretiert und neu zusammengesetzt werden können. Beständig sind vor allem die Erinnerungen, die zu anderen, bereits vorhandenen Eindrücken passen und mit ihnen verknüpft werden können.

Vor allen wann auch immer auftretenden Demenzen erleidet aber so gut wie jeder Mensch bereits in seiner frühesten Kindheit mit der sogenannten Kindheitsamnesie eklatante Verluste. Kleine Kinder verfügen in dieser Lebensphase zwar bereits über ein Langzeitgedächtnis, doch kann später kaum jemand auf eigene Erinnerungen aus der Zeit vor dem vierten Geburtstag zurückgreifen. Der Grund ist unklar. Ein bei vielen Wissenschaftlern beliebter Erklärungsansatz bezieht sich auf das in dieser Spanne noch kaum ausgeprägte Sprach- und Erzählvermögen, was die langfristige Abspeicherung von Erinnerungen nahezu unmöglich mache.

— Was ist mit den ersten Jahren nach der Geburt, an die ich keine konkreten Erinnerungen in Form von Bildern oder Geschichten habe? Trotzdem habe ich ja das Gefühl, als Kind geliebt worden zu sein. Gibt es so was wie ein emotionales Gedächtnis?

Pohl weist darauf hin, dass nur das autobiografische Gedächtnis, also Erinnerungen an persönliche, mit Emotionen verknüpfte Erlebnisse, nicht aber das semantische Gedächtnis mit seinem Wissen über Fakten und generelle Aspekte der Welt von der Kindheitsamnesie betroffen ist.

— Sie haben natürlich die Erfahrung gemacht, dass Ihre Mutter Sie geliebt hat. Das haben Sie zu einem Schema abstrahiert, dass Sie dieser Frau blind vertrauen können. So ein Urvertrauen entwickelt sich schon sehr früh und ist dann stark mit dieser oder auch mehreren Personen verknüpft. Wenn diese Person in Ihren Gedanken auftaucht, wird dieses Gefühl, das mit der Person verbunden ist, aktiviert. Das ist die Grundlage für eine starke Bindung.

Unsere Erfahrungen, sagt Pohl, haben für uns mehrere Bedeutungen. Einmal geht es um einen existenziellen Evolutionsvorteil. Erfahrungen werden in erster Linie dazu »benutzt, sich in der Gegenwart zurechtzufinden, Probleme zu lösen und zukünftige Aufgaben besser zu planen«. Das heißt, mein Erfahrungsschatz hilft mir, mich auf meine jetzige und auch zukünftige Umwelt einzustellen. Ich weiß, dass ich, wenn ich mit dem Fahrrad auf ein Hindernis zurase, besser rechtzeitig bremse, dass ich jemanden, auf den ich angewiesen bin, nicht zu oft anschreien sollte und dass man glühende Holzkohlen eher nicht in die Hand nimmt, um mal ein paar ganz einfache Beispiele zu nennen. Wobei auch solches Wissen stärker wirkt, wenn es mit eigenen Erlebnissen und Gefühlen verknüpft ist. Ein Kind, dem man erklärt, dass es eine kleine Leiter besser vorsichtig hochklettert, merkt sich das entschieden besser, wenn es sich beim Runterfallen mal einen blauen Fleck geholt hat. Deswegen sind eigene Erfahrungen, ob nun schmerzhaft oder schön, oft einfach die besten oder zumindest die prägendsten.

Das bedeutet aber auch, dass sich jemand mit Demenz nur schwer oder gar nicht auf neue Situationen und Umgebungen einstellen kann, dass er sich kaum und immer weniger selbst schützen kann, weil der Rückgriff auf frühere Erfahrungen schwieriger wird. Wer vergessen hat, dass es sehr schmerzhaft sein kann, eine glühende Herdplatte anzufassen, erlebt womöglich eine böse Überraschung. Und wer aus dieser Überraschung nicht lernen kann, weil sich die Erinnerung nicht abspeichern lässt, erlebt eventuell kurze Zeit später die gleiche böse Überraschung noch mal. Und noch mal, und … Wodurch deutlich wird, dass Menschen mit Demenz in vielen Lebensbereichen ausgesprochen schutzlos sind.

— Daneben haben Erfahrungen eine ganz wichtige soziale Funktion. Wir tauschen uns mit unseren Mitmenschen viel stärker über unsere Erlebnisse aus als über allgemeine, abstrakte Dinge. Über unsere Erfahrungen bauen wir soziale Beziehungen auf und erhalten sie aufrecht. Wenn wir etwas gemeinsam erlebt oder gar »durchgestanden« haben, verbindet uns das viel stärker als die abstrakte Feststellung, dass man seit zwanzig Jahren ein Paar ist.

Das ist schön. Und umgekehrt auch traurig. Die gemeinsamen Geschichten und die gemeinsame Geschichte zwischen mir und meiner Mutter gehen mit ihren Erinnerungen verloren. Unsere Beziehung wird zu einer eher einseitigen Angelegenheit. So erlebe ich es.

Dazu kommt die sicher auch für mich zentrale Bedeutung sogenannter »Erinnerungsgespräche« zwischen Erwachsenen und kleinen Kindern. In denen lernt das Kind, so Pohl, »seine Erinnerungen sozial und kommunikativ adäquat zu formulieren. Das hilft bei der Ausformulierung des eigenen Selbstbildes, aber auch bei der Fundierung bedeutsamer autobiografischer Erinnerungen.«

Wobei Pohl in seinem Buch zudem darauf hinweist, dass wir bei Erinnerungen aus unserer Kindheit oft glauben, eine »echte« Erinnerung an ein Ereignis zu haben, obwohl es eigentlich eine Erinnerung aus »zweiter Hand« ist. Eine Erinnerung, die wir aus Erzählungen, Fotos oder Ähnlichem konstruiert haben, um sie nach und nach in unser autobiografisches Gedächtnis zu übernehmen. So ist das Bild, das ich von mir habe, sehr stark dadurch geprägt, was meine Mutter mir über mich erzählt hat.

– Bei allen Erfahrungen, die mich ausmachen – welche Rolle spielt die genetische Bestimmung, also die erbliche Prägung?

Pohl zuckt mit den Schultern. Die Identität entwickelt sich im Normalfall in den ersten zwanzig oder fünfundzwanzig Jahren unseres Lebens.

– Alles ist genetisch determiniert, und alles ist durch unsere Erfahrungen bestimmt. Beides spielt zusammen. Die Entwicklung unseres Gehirns vor und nach der Geburt folgt nicht einfach einem genetischen Bauplan. Die Reifung hängt von den Erfahrungen ab, die wir machen. Eine Erfahrung wird gelernt, indem die Nervenzellen neue Verbindungen miteinander eingehen, aus denen ganze Neuronenverbände entstehen. Das kann aber nur geschehen, wenn auf der Basis genetischer Informationen neue Eiweiße gebildet werden, die für diese dauerhaften Verbindungen sorgen. Allerdings wird die Umsetzung des genetischen Bauplans ihrerseits durch neue Erfahrungen entscheidend angestoßen und beeinflusst. Das heißt, dass sich durch die Erfahrung, die »Hardware des Gehirns«, wie Pohl sagt, verändert. Und mit dieser Hardware verändert sich auch unsere Sicht auf die Welt und damit unsere Persönlichkeit.

– Unsere Erfahrungen steuern, wie die genetischen Informationen in den Zellen gelesen werden. Wenn Sie im ersten Jahr nicht Sprechen lernen, verkümmert Ihr Sprachzentrum, und Sie haben noch als Erwachsener enorme Schwierigkeiten.

Pohl weist in seinem Buch immer wieder darauf hin, dass wir unsere Erinnerungen alles andere als objektiv verwalten. Der britische Schriftsteller Aldous Huxley sagte dazu: »Erfahrung ist nicht das, was einem zustößt. Erfahrung ist das, was man daraus macht, was einem zustößt.« Zu einem großen Teil speichern wir eben nur das ab, was in unser Selbstbild passt.

– Wenn wir uns normalerweise vorwiegend an die positiven Erlebnisse erinnern und uns über diese definieren, ist dann unser Selbstbild nicht vor allem eine Illusion?

Pohl nickt.

– Ja, in gewissem Maße ist das so. Kinder haben in der Regel ein unrealistisches Selbstbild. In der Grundschule wird das dann realistischer, es ist aber immer noch zu

gut. Und auch als Erwachsene sehen wir uns positiver, als wir sind, und neigen dazu, uns zu überschätzen. Verschiedenen Studien zufolge sind beispielsweise die allermeisten Autofahrer fest davon überzeugt, dass sie besser fahren als der Durchschnitt. Der Psychologe hält das für einen sinnvollen Mechanismus. Wenn wir uns immer in unserer ganzen Durchschnittlichkeit wahrnehmen würden, wäre das Gefühl gegenüber uns selbst eindeutig schlechter. Das erinnert mich an die letzten Urlaubsfotos, die ich von meiner Familie gemacht habe. Während ich die eigentlich sehr schön fand, waren meine Frau, die älteste und sogar schon die jüngste Tochter weit weniger begeistert von ihren Porträts. Das Bild, das sie von sich selbst haben, ist besser als diejenigen, die ich mit dem Fotoapparat gemacht habe. Das ist wohl auch der Grund, wieso ich lieber hinter als vor der Kamera stehe. Pohl kennt das.
— Wir lügen uns alle so ein bisschen was in die Tasche. Es sollte nur nicht zu viel werden.

Er erzählt von den Lebensrückschauen älterer Menschen, ihrer sich anpassenden Fähigkeit, auch mit einem weniger aufregenden Leben durchaus zufrieden zu sein.
— Aber es gibt da auch die Fälle, in denen mehr erhofft wurde, in denen das Gefühl vorherrscht, das Leben nicht gelebt zu haben. Das kann sehr bitter sein.
— Was wäre ich ohne meine persönlichen Erinnerungen, ohne mein autobiografisches Gedächtnis? Eine unbeschriebene Wachsplatte?
— Ein großer Teil der Platte würde auf jeden Fall fehlen. Und es wäre der psychologisch relevante Teil, der Ihre Person, Ihre Persönlichkeit ausmacht. Ihre Motorik, Ihre Sprache, Ihr semantisches Gedächtnis, Ihr Faktenwissen wären noch vorhanden. Aber Sie wüssten nicht mehr, wer Sie sind. Ihre Persönlichkeit ginge komplett verloren.

Ich muss an meine Mutter denken, deren autobiografisches

Gedächtnis immer größere Lücken aufweist, aber längst noch nicht verschwunden ist.
- Wer davon betroffen ist, hat auch keine emotionale Bindung mehr zu seinen Angehörigen. Für die ist das oft sehr schmerzlich, der Betroffene selbst hat dafür aber kein Bewusstsein. Der merkt das gar nicht. Für Alzheimer-Patienten ist es die schlimmste Phase, wenn sie diese Verluste am Anfang noch bewusst erleben. Danach geht es ihnen subjektiv besser. Für die Angehörigen ist das aber oft schlimm.

Auch Markus Kübler sprach davon.
- Wie kann ich mich vorbereiten?
- Als Betroffener, indem ich mit der Möglichkeit dieser Erkrankung rechne, was dazu führt, die Gegenwart intensiver zu erleben und nicht alles in die Zukunft zu verschieben, die es dann vielleicht nicht mehr so gibt, wie erhofft. Als Angehöriger, indem ich mich mit den Phasen und Besonderheiten dieser Krankheit vertraut mache, um die betroffene Person möglichst gut unterstützen zu können. Und natürlich auch, indem ich mir rechtzeitig professionelle Hilfe hole.

Für einen Moment ist es still im Raum.
- Ohne autobiografisches Gedächtnis ist die Persönlichkeit weg. Und es ist schlimm, wenn man sich an nichts Neues erinnern kann. Sie können dann auch keine neue Identität aufbauen und leben von einem Moment zum nächsten.

Wobei das Von-Moment-zu-Moment-Leben ja oft als Ideal beschrieben wird. Pohl kann damit nur wenig anfangen. Ohne den geschichtlichen Zusammenhang ergebe das Leben und der Genuss »im Moment« nur wenig Sinn, die Erlebnisqualität sei »nackt und dünn«. Ich denke an eine Wachsplatte voller Eindrücke, die immer weicher wird und zerfließt. Und ich sehe meine Mutter vor mir. Das Gespräch nähert sich dem Ende.

— Kann man sich selbst vergessen?
— »Vergessen« ist nicht der richtige Ausdruck. Es geht nicht darum, dass etwas nicht ausreichend Gelerntes verschwindet. Das Selbstkonzept ist sehr gut gelernt. Das vergisst man nicht von sich aus. Man ist für das, was da passiert nicht verantwortlich. Aber irgendwann geht auch die Identität verloren. Die Personen wissen nicht mehr, wer sie sind. Sie leben nur noch im Hier und Jetzt.

Auf der langen Bahnfahrt zurück nach Berlin denke ich an meine Mutter und ich denke an mein Gehirn. Das fühlt sich gerade schwer und leer zugleich an. Vielleicht will es das ja alles gar nicht wissen, was es da abspeichern soll, und tritt in einen großen, hoffentlich nur vorübergehenden Synapsenstreik.

Pohl sprach noch vom »Kernselbst«, das nahezu bis zum Schluss bleibe. Auch in der Demenz. Bei der Beschäftigung mit ihr gibt es nicht allzu viele tröstende Ansätze. Ich bin entschlossen, die wenigen unbedingt festzuhalten.

Das betrifft auch Barthes' Satz: »Alles, was wahrgenommen worden ist, wird umsonst wahrgenommen worden sein.« Pohl konnte damit nicht viel anfangen. »Auch bei einem nicht dementen Menschen«, sagte er, »sind am Ende 99 Prozent der Erinnerungen verloren, weil wir uns ohnehin nur an die Höhepunkte erinnern. Aber diese Erfahrungen waren doch wertvoll, haben das Leben geprägt und unser Selbst geformt. Und für die Höhepunkte brauchen wir diese 99 Prozent ›normalen‹ oder alltäglichen Erfahrungen. Sonst hätte es ja keine Unterschiede gegeben. Also waren auch diese 99 Prozent nicht umsonst.«

Erinnerungen IX

»Wie war das im Krieg und danach mit der Schule?«

»Ja, im Krieg ... Im Krieg biste ja froh, wenn die Schule ausfällt. ›Huhuhu ... Feueralarm! Kinder, Feueralarm! Macht euch fertig, ihr könnt nach Hause gehen!‹ Öfter bin ich dann mit meiner Freundin zu meinen anderen Großeltern gerannt, die näher an der Schule wohnten. Wenn es aber nur Feueralarm war, konnten wir noch nach Hause rennen. Da mussten wir immer über die kleine Brücke. Und da hatten sie immer Angst, die würde gesprengt. Im Bunker haben wir, glaube ich, auch Unterricht gehabt. Ja da war ich ... 1945 ... da war ich neun Jahre.«

»Hatte dein Vater gleich nach dem Krieg wieder Arbeit?«

»Da hat er als Heizungsmonteur angefangen. Da wollte er nicht mehr in die Fabrik zurück. Die zahlten da auch schlecht. Da gab es ja die Gewerkschaften nicht so in dem Sinn, dass die alle in einer Lohngruppe waren, dass die das gleiche Geld kriegten. Aber da ist er bei einem ›Krauter‹ gewesen, wie man so sagte, bei einem Selbstständigen. Ob er da mehr verdient hat, weiß ich nicht. Und danach ist er zu den Stadtwerken gegangen.«

Sie will nicht meckern

– Ich bin nicht deine Mutter.
– Wer bist du denn?
– Deine Schwiegermutter.
– Mhm. Könntest du dir eventuell vorstellen, dass ich dein Sohn bin?
– Mhm. Auch möglich.

So, wie meine Mutter wohl immer wieder das Gefühl haben muss, mit mir einen fremden Menschen kennenzulernen, lerne ich mittlerweile eigentlich bei jedem Besuch meine Mutter neu kennen.

Sie ist umgezogen. Ihr altes Zimmer hatten wir in sechzig Minuten ausgeräumt. Der Lieblingspfleger meiner Mutter war wie auch andere Pflegerinnen offensichtlich traurig, dass sie wegzog. Das rührte mich, zumal sie einiges mit ihr durchgemacht hatten. Als der Pfleger beim Abschied meine Mutter fragte, ob er sie mal besuchen dürfe, antwortete sie halb geschmeichelt, halb huldvoll: »Natürlich!« Sie war von den ganzen Umständen überfordert und ist es auch jetzt noch. Doch sie ist, und das rechne ich ihr hoch an, grundsätzlich neugierig und positiv gestimmt. Wieder habe ich alte Briefe und Fotos sortiert und einiges weggeschmissen. Für meine Mutter haben diese Dinge keine Bedeutung mehr. Wieder frage ich mich, was von ihrem Leben, einem Leben überhaupt übrig bleibt.

Sie sagt, dass ihr das neue Zimmer gefällt. Aus meiner Perspektive ist es vor allem praktisch. Alles, was gebraucht wird, ist da. Sie hat ein Einzelzimmer mit eigenem Bad bekommen, was nicht selbstverständlich ist. Von ihrem Balkon fällt der Blick auf eine üppig bepflanzte Kleingartenkolonie. Das ist schön, doch wirklich gemütlich fühlt es sich nicht an, trotz der eigenen Möbel und Bilder an der Wand.

Das liegt sicher auch am fehlenden Teppich, der für meine Mutter vor allem eine Stolperfalle wäre. Und es liegt daran, dass meine Mutter, die sich immer mehr in sich zurückzieht, diesen Raum nicht wirklich bewohnt und belebt.

Auf der Station ist im Vergleich zu ihrem alten Heim mehr Leben, die neuen Mitbewohner sind oft auf dem Flur oder in dem hellen Aufenthaltsraum anzutreffen. Als meine Mutter das sieht und beschließt, sich »zu den anderen« zu setzen, geht mir das Herz auf.

Der neue Hausarzt ist überrascht, wie viele Psychopharmaka sie bekommt. Eine Pflegerin sagt, man habe sie damit vorher wohl »abgeschossen«. In den nächsten Wochen gelingt es überraschend schnell, das zu reduzieren. Das sind gute Nachrichten.

Bei einem meiner nächsten Besuche begrüßt sie mich direkt und spontan mit:
– Hallo Jörn!
Was früher einmal absolut selbstverständlich war, lässt mich heute vor Freude strahlen. Das betrifft auch die unter »normalen« Umständen banale Tatsache, dass sie beim Verlassen ihres Zimmers selbstständig die Tür hinter sich schließt. Wir gehen spazieren. Zwei Kilometer mit vier Sitzpausen. Die Anstrengung scheint ihr gut zu tun. Motorisch hat sie weiter nachgelassen. Trotz des Rollators sind ihre Schritte unsicher. Anstatt zu klagen, äußert sie Durchhalteparolen.
– Bringt ja nichts. Da muss man durch.
Meine Mutter war im Grunde immer eine Frau, die versuchte, das Beste aus einer Situation zu machen, keine Revolutionärin, aber auch niemand, der sich hängen lässt.

Manchmal fragt sie nach Jan oder ihrem verstorbenen Bruder Joachim. Zwischen zwei Pausen sagt sie irgendwann:
– Lange Wege im Gehege.

— Hast du einen Wunsch?
— Eigentlich nicht.
— Auf was freust du dich als Nächstes?
— Auf mein Bett.
— Gibt es etwas, wovor du Angst hast?
— Nein.

Meine kleine Mutter ist sehr tapfer auf ihrer Reise. Oder sind ihre Antworten nur Floskeln, die eine Fassade aufrechterhalten sollen? Ich weiß es nicht. Zurück in ihrem Zimmer helfe ich ihr in den Sessel. Ihr schmaler Körper versinkt fast zwischen den großen, breiten Lederpolstern. Ich setze mich ihr gegenüber auf einen Stuhl, lege ihre Beine auf meine Knie. Sie schafft es nicht, sie durchzustrecken. Ihre Oberschenkelmuskeln sind steinhart. Ich massiere sie. Nach ein paar Minuten kann sie die Beine zumindest ansatzweise ausstrecken.
— Geht es dir gut?
— Ja. Es geht mir gut. Sehr gut.

Ich massiere weiter. Später sagt sie ganz von selbst:
— Danke schön.

Dann schläft sie ein, schreckt irgendwann auf.
— Die werden uns doch hier nicht vergessen haben?
— Nein, die vergessen uns nicht.

Sie lächelt, schlummert weiter. Dann fallen mir ebenfalls die Augen zu. Als ich aus meinem kurzen Schlaf erwache, hat auch meine Mutter ihre Augen wieder geöffnet.
— Wenn man doch einfach ins Paradies könnte, die Tür aufstoßen.
— Möchtest du das?
— Ich weiß nicht.

Meine Mutter wird fünfundsiebzig. Aus diesem Anlass gibt mein Bruder im Heim ein kleines Konzert. Zur Unterstützung seines Saxophonspiels hat er einen befreundeten Pianisten mitgebracht. Im Gegensatz zu seinen eigentlich eher progressiven Musikvorlieben spielen sie Lieder mit möglichst hohem Wiedererkennungswert: »Wonderfull world«, »What a beautiful day«, »Yesterday«. Während eine der Heimbewohnerinnen mit rührender Hartnäckigkeit versucht, den Pianisten vom Klavier wegzuziehen, um mit ihm zu tanzen, bleibt meine Mutter weitgehend regungslos.

In Pohls Buch *Das autobiographische Gedächtnis* fand ich ein schönes Zitat aus »Congratulation, you made it this far (The Birthday Song)« der US-amerikanischen Harfenistin Deborah Henson-Conant.

»Wenn dein Geburtstag näherkommt und du wünschst, es wäre nicht so, und alle Freunde kommen zu dir und sagen: Oh, du wirst nicht älter, du wirst besser! Und du weißt, egal, wie viel besser du wirst, du wirst trotzdem älter. Und das passiert jedem: Du wachst eines Morgens auf, an deinem Geburtstag, und du wünschst, dass er verschwinden möge. Nun, hier ist ein Rat, was du tust, wenn dir dieser Geburtstagsmorgen passiert: Du gehst schnurstracks ins Badezimmer, schließt die Tür und schaust in den Spiegel – keine Angst! –, schau einfach in den Spiegel und schau tief in deine eigenen Augen, denn diese Augen, diese Augen sind vielleicht in einem älteren Gesicht, aber diese Augen, diese Augen sind immer noch die Augen eines Kindes. Und dieses Kind war bei dir vom allerersten Tag an, und dieses Kind, dieses Kind hat dich begleitet bei jedem einzelnen Schritt dieses Weges. Und dieses Kind benötigt, dass du ihm etwas sagst, dieses Kind benötigt, dass du ihm sagst: Glückwunsch, du hast es bis hierhin geschafft! Glückwunsch für alles, was du bist!«

Nach dem Konzert schlage ich vor, spazieren zu gehen.
– Ich habe keine Lust, hin und her zu flitzen.

– Du warst doch früher immer sportlich.
– Man wird ja älter.
Sie lächelt.
– ... Ach, ich will nicht meckern.

Wir finden einen Kompromiss, mit dem ich nicht wirklich glücklich bin: Ich schiebe sie im Rollstuhl zumindest in den Park hinein.
– Tut mir leid, dass du so leiden musst.
Sagt sie unterwegs.
Mascha ist dabei. Für ihre Oma buchstabiert sie immer wieder geduldig ihren eigenen Namen. Ansonsten ist sie scharf auf den Rollstuhl, mit dem sie davonrast, sobald ich meine Mutter überzeugen kann, ein paar Schritte zu Fuß zu gehen.
– Weißt du, wie ich heiße?
– Nein.
– Weißt du, wer ich bin?
– Man muss ja nicht alles wissen.
Nein, muss man nicht, obwohl ...
Vielleicht, so mein Gedanke, könnte ich sie um ihre entspannte Haltung ja auch einfach mal beneiden.

»Lernen, abhängig zu sein«
Der Theologe und Altenpfleger Christian Müller-Hergl

Ein paar Wochen später lese ich in der Zeitung einen Brief:

> »In den letzten Monaten habe ich durch die Lektüre einschlägiger Publikationen erkannt, an der ausweglosen Krankheit A. zu erkranken.
> Ich stelle diese heute noch in keiner Weise durch ein Fehlen oder einen Rückgang meines logischen Denkens fest – jedoch an einer wachsenden Vergesslichkeit wie auch an der rapiden Verschlechterung meines Gedächtnisses und des meiner Bildung entsprechenden Sprachschatzes. Dies führt schon jetzt zu gelegentlichen Verzögerungen in Konversationen. Jene Bedrohung galt mir schon immer als einziges Kriterium meinem Leben ein Ende zu setzen.
> Ich habe mich großen Herausforderungen stets gestellt.
> Der Verlust der geistigen Kontrolle über mein Leben, wäre ein würdeloser Zustand, dem ich mich entschlossen habe, entschieden entgegenzutreten.«

Die Zeilen schrieb der achtundsiebzigjährige Gunther Sachs, bevor sich der »letzte deutsche Playboy« erschoss.

Die »Krankheit A.«, von der Sachs in diesem Abschiedsbrief schreibt, steht für Alzheimer-Demenz. Als ich das realisiere, bin ich bei allem Respekt vor so einem existenziellen Schritt weniger geschockt als vielmehr verstört, wenn nicht gar enttäuscht. Dazu kommt mein Befremden darüber, dass Sachs in einigen Medien und vielen Internetforen für seinen »mutigen Schritt« fast schon als Held gefeiert wird. Sachs als Vorbild? Ich muss daran denken, was Hans Lauter über die volkswirtschaftlich »wünschenswerten« Suizide und »den Teufel« sagte.

Ich rufe Hans-Georg Nehen in Essen an. Mich interessiert seine Einschätzung, immerhin wurden in seiner Memory-Clinic in den letzten beiden Jahrzehnten viele tausend Menschen auf Demenz untersucht. Ich bin überrascht, als er mir erzählt, dass ihm, bei all diesen Begegnungen, Diagnosen und Schicksalen kein einziger Suizidfall bekannt geworden ist. Abgesehen davon, äußert er auch ganz vorsichtig Zweifel an der Selbsteinschätzung von Gunther Sachs. Möglicherweise könne es sich auch um eine Depressionen mit Gedächtnisstörungen gehandelt haben, die durchaus behandelbar gewesen wäre.
— Aber wie kommt es, dass so viele in Bezug auf eine mögliche Demenzdiagnose vom Freitod oder »Selbstmord« reden, es aber kaum einer tut?
Ich höre, wie Nehen am anderen Ende der Leitung tief Luft holt.
— Ja, es hat mich auch überrascht, dass es keiner tut, wenn so viele davon reden. Vielleicht fehlt durch die Demenz der letztentscheidende Antrieb. Das wäre dann eine Art Schutzfunktion.
Er klingt ein wenig ratlos.
— Der Demente lebt ja anders und denkt anders. Und wenn er die zu so einer Tat nötige Reflektion leisten könnte, dann hätte er ja auch keine Demenz.

In einer Talkshow zum Thema liest Frank Plasberg die Reaktion eines neununddreißigjährigen Zuschauers vor: »Ich kann mir nichts Schlimmeres vorstellen, als in einem Seniorenheim langsam dahinzusiechen. Die Verlierer in dieser Gesellschaft sind die Alten, die auch noch Geld kosten.« Ich fürchte, der Mann spricht aus, was viele denken. Und mit den »Alten, die in einem Seniorenheim dahinsiechen«, ist auch meine Mutter gemeint. Mehr als einmal habe ich erlebt, dass Menschen, die mit einem ähnlichen Schicksal konfrontiert wurden, sagten, dass sie so nicht leben wollen, dass sie hofften, jemand würde sie rechtzeitig von einer solchen Existenz erlösen. Das tut weh. Und es macht mich wütend.

In einer anderen Talkshow, in der es vorwiegend um Horrorszenarien der Demenz und fehlende Gelder geht, zitiert Günther Jauch eine Umfrage, laut der neunzig Prozent der Deutschen »niemals in ein Heim« wollen.

Der eine oder andere, denke ich, wird da wohl noch seine Meinung ändern müssen und irgendwann merken, dass das Leben tatsächlich kein Ponyhof ist. Und auch in einem Pflegeheim, denke ich nicht wirklich entspannt weiter, kann man fernsehen. Sicher wird es irgendwann Spielkonsolen für Menschen mit Demenz geben, und Fußballspiele könnten gleich komplett in Superzeitlupe übertragen werden, damit alle alles mitkriegen. Bei Jauch wird auch ein Mann nach seiner Meinung gefragt, bei dem kurz zuvor eine Demenz diagnostiziert wurde. Er sagt, was er denkt, und nennt Sachs »eine Flasche«.

Meine Mutter hat vor Jahren eine Patientenverfügung unterzeichnet, aber nie ernsthaft über den Freitod als Option im Fall einer schlimmen Krankheit gesprochen. Dazu fehlte ihr womöglich der Mut. Vielleicht war es aber auch eine tiefere Erkenntnis.

In einer Gesellschaft, die bekanntermaßen der Jugend, Vitalität und Produktivität huldigt, muss eine Existenz mit Demenz zwangsläufig als ein »Restleben« mit fragwürdigem »Restwert« erscheinen. Wobei da für mich die Frage mitschwingt, ob bei einer Existenz, der von außen jeder Lebens*wert* abgesprochen wird, irgendwann auch das Lebens*recht* infrage gestellt werden könnte. Kruse sprach davon, auch Lauter und Remmers äußerten die Sorge, dass die Auseinandersetzung mit der Demenz die »zivilisatorischen und kulturellen Selbstverständlichkeiten unserer Gesellschaft« ins Wanken bringen könne. Die Sorge, denke ich, ist begründet.

Ich besuche einen Vortrag über »Demenz und Ethik« in der Lutherstadt Wittenberg. Im Konferenzraum St. Mechthild der Bosse-Klinik sind neben mir noch fünfzehn weibliche und zwei männliche Mitarbeiter der Einrichtung erschienen. Eine elegante Frau, sie heißt Angelika Pillen, führt ins Thema ein, nennt die bösen Zahlen und verweist auf die »ausfransenden informellen Netzwerke«. Pillen hat dazu einen sehr interessanten Aufsatz im *Journal für Philosophie und Psychiatrie* veröffentlicht, in dem sie dafür plädiert, »sich von dem ausschließlich an den Defiziten orientierten Blick auf die Krankheit zu lösen«.

Dann stellt sie den Referenten Christian Müller-Hergl vor. Der ist staatlich anerkannter Altenpfleger, diplomierter Theologe und wissenschaftlicher Mitarbeiter der Universität Witten/Herdecke. Ein großer Mann mit eher wenigen, dafür aber recht wirren schwarzen Haaren. Kübler hatte mir empfohlen, Müller-Hergl zu treffen, zumal dieser auch maßgeblichen Anteil an der Verbreitung von Kitwoods personenzentriertem Ansatz in Deutschland hat.

Die Demenz, zitiert Müller-Hergl den US-amerikanischen Medizinethiker Jesse Ballenger, »kränkt das Menschenbild der weißen Mittelschicht«. Ein interessanter Gedanke, der mir weißem Mittelschichtler auf Anhieb einleuchtet, obwohl ich glaube, dass auch Menschen jenseits der weißen Mittelschicht eine Demenz nicht unbedingt mit einem freudigen »Hallo« begrüßen.

Zum Thema seines Vortrages erklärt Müller-Hergl gleich zu Beginn, dass »unklar ist, was ethisch richtig ist«. Dann erzählt er von einem Mann mit Demenz, der vorzugsweise nackt durch sein Altenheim läuft. Müller-Hergl referiert über die Frage, ob man solche Fälle aus der jetzigen oder der früheren Perspektive des Mannes bewerten solle. Ein spannender Gedanke. Ich bin froh, dass meine Mutter andere Vorlieben hat. Das Gefühl verstärkt sich, als die Rede auf ein älteres, »anarchisches Paar« kommt, das regelmäßig im Aufenthaltsraum seiner Einrichtung kopuliert. »Je freier, desto besser«, meint Müller-Hergl, räumt aber ein, dass »es da vieles abzuwägen gibt«.

Interessant sind seine Ausführungen zu Einrichtungen in der Schweiz, in denen sich Pfleger, Angehörige und Ärzte zum Teil auf allen vieren bewegen. Sie tun das aus Solidarität mit den gebrechlichen Heimbewohnern, weil diese Art der Fortbewegung gefährliche Stürze weitgehend ausschließt. Auch Müller-Hergl verweist auf Forschungsergebnisse der letzten zehn Jahre, nach denen Betroffene ihre Lebensqualität selbst entschieden höher einschätzen als Außenstehende. Dazu kommt, dass sich ein negatives Bild selbst bestätigt. Die Gefahr, mit einer Depression in die Demenz einzusteigen, ist wesentlich größer, wenn man sie ausschließlich als Horror begreift, während ein höherer Hoffnungsfaktor zu höherer Lebensqualität führt. Soll das heißen, »liebe deine Demenz«? Nicht unbedingt, sagt Müller-Hergl. »It's not a choice of lifestyle.« Egal welches Verständnis man von der Demenz hat, wäre es schön, keine zu bekommen.

Schließlich berichtet er noch von zwei älteren, ebenfalls von Demenz betroffenen Herren. Während der eine sich verstärkt in seiner gelebten Vergangenheit als SS-Offizier wiederfindet, behält der andere seine jahrzehntelang gelebte Resolutheit als Schiffskapitän bei und gibt seinem Kumpel bei allzu forscher politischer Agitation eins »mit der Mütze«. In so einem Fall, sagt Müller-Hergl, müsse man, wenn nicht mit Verletzungen zu rechnen sei, nicht unbedingt einschreiten. Er nennt das »eine Frage der Mikroethik«.

Nach dem Vortrag muss er wieder zurück ins Ruhrgebiet, bis Berlin begleite ich ihn in der Bahn. Ich erzähle ihm von meiner Mutter, der Herausforderung, mich auf ihren Zustand einzulassen, meinen Versuchen, mich vor allem auf das Hier und Jetzt zu konzentrieren. Er nickt.
— Ja, das stimmt, wobei man sagen muss, dass unser »Jetzt« anders ist als das »Jetzt« eines Menschen mit Demenz. Bei uns ist es klarer von der Vergangenheit und der Zukunft eingerahmt. Bei einem Menschen mit Demenz ist das fließender. Da verbindet sich immer wieder das Vergangene mit dem Gegenwärtigen und wird manchmal auch verwechselt. Und weil sie nicht mehr planen und antizipieren können, verlieren sie auch den Bezug zur Zukunft. Das ist eine andere Form von Raum und Kausalität, die wir nicht nachvollziehen können.

Müller-Hergl versteht Demenz vor allem als »schicksalshafte Abhängigkeit«, die in einem scharfen Gegensatz zu den autonomen und flexiblen Lebensentwürfen steht, deren Stellenwert in unserer Gesellschaft immer weiter steigt.
— Wie kann man dem begegnen?
— Wahrscheinlich am besten, indem man sich mit dieser Abhängigkeit auseinandersetzt. Das ist es auch, was mich die Auseinandersetzung mit der Demenz persönlich gelehrt hat. Wir sind viel stärker voneinander abhängig, als wir das glauben und zugeben wollen.
— Ich bin nicht gern abhängig.
— Nun, Menschen, für die Autonomie, Selbstbestimmung und Unabhängigkeit sehr wichtig sind, die Bindungsschwierigkeiten haben und sich eher schwer mit anderen Menschen in Bezug setzen können, haben eine recht gute Chance, ihre Demenz als dramatisch zu erleben.

Ich muss gestehen, dass ich mich da zumindest teilweise angesprochen fühle.
— Je stärker man in Verbindung mit anderen Menschen ist, relativiert das auch die eigenen Ansprüche und be-

kämpft die eigenen Neurosen. Ich glaube, dass es das leichter macht, einer Demenz zu begegnen.
- Welchen Trost gibt es?
- Bei der Demenz geht es um körperliche und seelische Nähe. Das muss ja nicht immer den ganzen Tag sein. Aber die Betroffenen brauchen dieses Gesehen-Werden, Gemeint-Sein, Gehalten-Werden. Und es bereichert die Menschen, die das geben.

Wenn sich das neuronale Netz auflöst, gewinnt das soziale Netz an Bedeutung. Ein interessanter Gedanke.
- Ja, das kann man so sagen. In Bezug auf die Demenz ist ein aktives soziales Leben sicher eine der wichtigsten Ressourcen.

Schaut man in den Mikrozensus 2011 des Statistischen Bundesamtes, bekommt man allerdings den Eindruck, dass das »soziale Leben« in unserer Gesellschaft schon bald zu den aussterbenden Künsten gehören könnte. Jeder Fünfte in Deutschland lebt aktuell allein, und der Trend zum Einpersonenhaushalt ist eindeutig. In seiner Heimatstadt Dortmund, sagt Müller-Hergl, wohnen nur noch in dreizehn Prozent der Haushalte Familien, während dreißig Prozent aus zwei und stolze fünfzig Prozent der Haushalte aus nur einer Person bestehen. In anderen deutschen Städten sind die Zahlen ähnlich. Die Gesellschaft für Konsumforschung stellte in einer umfassenden Studie fest, dass sich soziale und familiäre Netze auf breiter Front auflösen: »Der Anteil der Familien mit Kindern sinkt, während der Altersdurchschnitt der Bevölkerung steigt.«

Müller-Hergl sieht das in einem größeren, letztlich ökonomischen Zusammenhang.
- Die Gesellschaft setzt auf den einzelnen Konsumenten, der immer mehr konsumieren soll, und nicht auf menschliche Bindungen und Beziehungen.

Dass die Demenz, insbesondere in der Alzheimer-Variante, bei uns im Allgemeinen eher in das Aufgabengebiet der

Medizin und nicht der Pflege fällt, liegt seiner Meinung nach an der Sehnsucht nach Kontrolle, der Konzentration auf eine Eliminierung der Demenz. Auch Hartmut Remmers sprach davon. Gesucht werde mit immensem Aufwand »die Pille, die alles wegmacht«. Eine qualifizierte, fürsorgende Begleitung werde demgegenüber eklatant vernachlässigt.

— Probleme sollen möglichst instrumentell technisch gelöst werden. Das ist leichter, als sich mit den Sorgen und Ängsten einer alternden Gesellschaft auseinanderzusetzen. Auf so eine Lösung hofft man auch bei der Demenz, wenn man nur lang genug forscht. Meine persönliche Auffassung ist, dass das genauso scheitern wird wie vergleichbare Lösungsmodelle für unsere Umweltprobleme.

— Haben Sie Angst, eine Demenz zu bekommen?

— Nein, habe ich nicht. Ich glaub aber auch nicht, dass man da viel gegen tun kann. Zumindest nicht mehr, als das Leben zu genießen und es ernst zu nehmen, vielleicht ein paar Neurosen abbauen, grundsätzlich eher gesund leben und den Humor bewahren. Ich hoffe, dass ich das einigermaßen gelassen akzeptieren kann, dass ich sagen kann: »So, jetzt ist es so weit, du hast dich dein Leben lang damit beschäftigt, jetzt wirst du diesen Weg gehen.« Mal sehen, was dann passiert.

Erinnerungen X

»Wenn ich über meine frühere Zeit nachdenke, gibt es schon ein paar Sachen, die ich meinen Eltern oder auch meiner Mutter vorwerfen muss. Dass wir ein Kind kriegten, haben die mir nie gesagt. Also, die hätten ja sagen können: ›Ingridchen, du kriegst ein Brüderchen oder ein Schwesterchen‹ oder so. Aber das wurde nie gesagt. Irgendwann habe ich das natürlich gesehen und gemerkt. Aber das ging alles so stillschweigend bis: ›Jetzt hast du ein Brüderchen, und jetzt ist gut! Brauchst nicht nachzufragen, wie das gekommen ist und wie das gemacht worden ist und wie das entstanden ist. Du hast das jetzt und fertig!‹«

»Wurdest du nicht aufgeklärt?«

»Nein, überhaupt nicht.«

»Und wie hast du das dann erfahren?«

»Na, durch die Lebensmittelkarte. Da stand drauf ›Für Schwangere‹. Schwangere kriegten ja Zulagen. Da habe ich das dann gemerkt. Und als hinterher Günther kam, das war ja 47, das war eine ganz schlechte Zeit. Da haben die Kinder bei mir in der Schule gesagt ›Eh, deine Mama kriegt ein Kind!‹ Ich weiß gar nicht, ob ich das da schon wusste. Das fand ich nicht so gut. Das hätten meine Eltern schon besser machen können. Aber meine Mutter hat nie die kleinen Jungs bevorzugt. Das hat sie nie gemacht.«

»In der Schule war das auch kein Thema?«

»Nein! Da wurde von den Bienen gesprochen vielleicht. Das hat vielleicht auch mit dem Krieg zu tun. Die Schule hatte ja dadurch auch sehr gelitten. Viele Dinge hatten wir gar nicht gelernt. Geografisch bin ich ja so unterbelichtet, das darf man ja niemandem sagen. Ich weiß zwar, dass München im Süden ist und Berlin im Osten. Aber die Ver-

bindungen ... Wenn ich mir das nicht anguckte, wüsste ich das nicht. Das ist einfach so auf der Strecke geblieben. Es waren ja auch wenig Lehrer da, die waren ja im Krieg.«

Hat meine Mutter sich verloren?

Meine Mutter sitzt schlafend im Aufenthaltsraum. Ein friedliches Bild. Ich hocke mich neben sie, streichle ihren Arm. Nach zwei oder drei Minuten öffnet sie die Augen. Ein interessierter Blick aus einer anderen Welt. Ich lächle, sie lächelt zurück und mustert mich. Ich stelle mir ihr Gehirn vor, wie es versucht, das Bild, das sie gerade sieht, mit Erinnerungen zu verknüpfen. Wie ein Bote mit einem Foto von mir unter dem Arm durch einen langen, dunklen Tunnel rennt, auf der Suche nach einem irgendwie ähnlichen Foto und der dazu passenden Geschichte oder vielleicht sogar vielen dazu passenden Geschichten. Der Bote sieht in meiner Vorstellung ein bisschen so aus wie Harrison Ford als Indiana Jones in einem stillgelegten Bergwerk. Manchmal hält er kurz an, vergleicht das Bild unter seinem Arm mit Bildern, die in dem Tunnel hängen. Da es aber zu wenig Ähnlichkeiten gibt, hetzt er gleich weiter.
– Guten Morgen, weißt du, wer ich bin?
Meine Mutter lächelt unsicher, und der Typ mit meinem Foto gibt noch mal richtig Gas. Und wie in einem *Indiana-Jones*-Film muss er immer wieder über Gräben springen, was nur knapp gelingt, oder er gerät an Abgründe, an denen nur noch die Reste einer Brücke zu erkennen sind, dann muss er einen Umweg nehmen. Manche Abzweigungen in dem Höhlenlabyrinth sind auch ganz offensichtlich verschüttet.
– Mama ... Wer bin ich?
Meine Mutter lächelt immer noch, und der Indiana Jones ihrer Erinnerungen erreicht gerade atemlos tief unten in diesem Gedächtnisbergwerk eine große Höhle mit einer langen Reihe von Schränken, vollgestopft mit Dokumenten und Fotos aller Art. Viele Schubladen sind aufgerissen, Pa-

piere liegen in mehr oder weniger großen Schnipseln auf dem Boden verstreut. Und während meine Mutter noch weiter lächelt, kriecht dieser Erinnerungssucher atemlos über den staubigen Boden, greift hier und da nach einzelnen Papierresten, versucht, sie zusammenzusetzen, vergleicht das Ergebnis immer wieder hektisch mit meinem Foto, fängt erneut an, etwas zusammenzupuzzeln und ...
– Jörn Klare.
Sagt meine Mutter. Sie lächelt ein wenig stolz, und Indiana Jones sackt völlig erschöpft in sich zusammen.
– Und du? Wer bist du?
– Ingrid Klare.
Das war leicht, dafür musste der Mann in der Höhle noch nicht einmal aufstehen.

Meine Mutter ist um die Hüften etwas breiter geworden. Das liegt nicht am Essen. Sie trägt da jetzt kleine Polster, sogenannte Hüftprotektoren, die vor Sturzverletzungen schützen sollen. Genau an ihrem fünfundsiebzigsten Geburtstag kam dazu auch noch ein Brief vom Amtsgericht Münster, der uns den ab »sofort wirksamen« Beschluss mitteilte, dass »die zeitweise Beschränkung der Freiheit der Betroffenen betreuungstechnisch genehmigt« wird, »soweit dazu eingesetzt werden: am Tage und in der Nacht während der Bettruhezeiten Bettgitter«. Die Gründe: »Es besteht die Gefahr der Selbstschädigung dadurch, dass die Betroffene unbeaufsichtigt das Bett oder den Sitzplatz verlässt und sich im Zustand der Verwirrtheit durch unvorhersehbares selbstgefährdendes Verhalten verletzt.«

Die Heimleitung hatte meinen Bruder und mich darum gebeten, ihr zu genehmigen, den entsprechenden Antrag zu stellen. Wir haben zugestimmt, weil uns die Gefahr bewusst war, dass meine Mutter desorientiert und motorisch überfordert aus dem Bett stürzen könnte, weil uns klar ist, dass nicht immer jemand neben ihr sitzen kann und unsere Mutter auch nicht auf dem Boden schlafen soll.

In der Woche zuvor war meine Frau zu Besuch. Die Begegnung war nicht ganz unproblematisch. Meine Frau versuchte, meine Mutter zum Malen oder Klavierspielen zu bewegen. Die hatte aber keine Lust, fühlte sich irgendwann bedrängt und wurde ärgerlich. Obwohl mich die Spannungen betrüben, freue ich mich über ihren Selbstbehauptungswillen. Abgesehen davon, hat sie berichtet, dass sie ihr Studium nun beendet hat und sich fragt, was sie damit anfangen soll.
Sie richtet sich auf in ihrem Stuhl.
– Wie geht es dir?
– Gut.
– Hast du einen Wunsch?
– Nein.
– Was macht dein Gedächtnis, deine Erinnerungen?
Sie lächelt, als hätte ich sie gefragt, ob sie mir mal die Marmelade reichen könne.
– Ach ... Weiß ich nicht ... Das schalte ich ein und das schalte ich aus.
– Du schaltest dein Gedächtnis aus und ein?
– Ja. Man muss ja auch was löschen können.
– Löschst du Erinnerungen?
– Manchmal.
Ich muss an einen Satz von Igor Strawinsky denken: »Ich kann wirklich nicht sagen, was schöner ist: Das Vergessen oder das Erinnern.« Mit welcher Souveränität meine Mutter das Vergessen jetzt selbst in die Hand zu nehmen glaubt, beeindruckt mich. Ich nehme ihre Hand und streichle sie.

Eine kleine ältere Dame rollt in ihrem Stuhl vorbei und zwinkert meiner Mutter immer wieder verschmitzt zu.
– Die ist auch schnuckelig.
Meine Mutter flüstert konspirativ.
– Schnuckelig? Was glaubst du, wie alt sie ist?
– Höchstens zweite Klasse.
Wir schweigen. Hin und wieder drücke ich ihre Hand etwas

fester. Sie drückt dann zurück. Eine friedliche Stimmung. Gelegentlich eilt eine freundlich lächelnde Pflegerin vorbei, eine Bewohnerin schiebt ihren Rollator durch den Raum. Von irgendwoher dringt Klaviermusik.

Wir gehen in ihr Zimmer, setzen uns dort an den Tisch.
– Was denkst du?
Meine Mutter starrt vor sich hin.
– Ich lese hier so die Überschrift zu einem Bild.
Sie streicht über einen Teller.
– Was liest du?
– Wörter, die zu den Buchstaben passen.
Gern sehe ich in solchen Aussagen einen höheren Sinn, ahne aber, dass, wie Förstl es erklärte, da wohl auch eine Art Zufallsgenerator vermeintlich Sinnverwandtes neu zusammenwürfelt, Kontexte an- und aufreißt und die Scherben beliebig neu zusammensetzt.
– Geht es dir gut?
– Ja.
– Wünschst du dir mehr Besuch?
– Nein. Nur, dass mit euch alles gut geht.
Schweigen. Sie schaut sich um.
– Wo ist Jörn denn?
Ich bin nicht beleidigt. Nicht mehr. Und ich bin auch nicht mehr um eine Antwort auf solche Frage verlegen.
– Der ist wohl unterwegs.
– Wie immer.
Im digitalen Bilderrahmen taucht ein Foto von ihr und Mascha auf.
– Wer ist das?
– Das ist meine Nachbarin ...
Sie zeigt auf sich selbst, dann auf das kleine Mädchen, ihre Enkelin.
– ... und ... und das ... absolut süß, die Kleine.
– Die Frau sieht dir ähnlich, Mama.
– Meinst du?

– Und das da könnte auch Mascha sein.
– Ach, jetzt ist aber gut. Solche Märchen brauchst du mir nicht zu erzählen.

Die Krankengymnastin kommt. Eine sympathische Frau, ihre Ansprache ist klar und freundlich. Professionalität und Herzensbildung ergänzen sich wunderbar.

Ich darf zuschauen. Sie gehen gemeinsam über den Gang. Das klappt gut. Meine Mutter soll sich auf die Zehenspitzen stellen, was sie tatsächlich schafft! Das hätte ich ihr nicht mehr zugetraut. Ich bin freudig überrascht und auch ein wenig beschämt. Im Zimmer soll sie dann eine der Wolldecken falten. Je feiner die Herausforderungen an ihre Motorik, desto größer die Schwierigkeiten meiner Mutter. Danach erlebe ich, dass sie, bleibt man geduldig, die Schuhe durchaus auch selbst ausziehen kann. Im Heimalltag fehlt dazu die Zeit. Früher, sagt die Krankengymnastin, sind die Pflegerinnen bei den Übungen immer dabei gewesen. Heute ist das nicht mehr möglich. Nach kleinen Anlaufschwierigkeiten streckt meine Mutter, im Sessel sitzend, die Beine ganz von selbst aus, zieht sie wieder an, schwingt die Arme sogar in unterschiedliche Richtungen. Ihr stolzes Lächeln rührt mich ungemein. Ich muss lachen. Sie klatscht in die Hände. Nach einer guten halben Stunde ist meine Mutter müde. Sie schläft ein.

Beim Abschied erzählt mir die Krankengymnastin von einem Mann Mitte sechzig aus ihrem Bekanntenkreis, der seine Freunde schriftlich über seine Alzheimer-Diagnose informiert hat. »Ihr habt sicher schon die Veränderungen bemerkt.« Schließlich der Hinweis: »Ich will keine Einzelgespräche.« Ich frage nicht weiter nach.

Mein Bruder wird in ein paar Wochen fünfzig. Er plant ein Essen mit der Familie in einem Restaurant. Dass unsere Mutter bei unseren Überlegungen keine Rolle spielt, fällt uns erst spät, aber immerhin noch rechtzeitig auf. Ich er-

schrecke darüber, dass es nicht mehr selbstverständlich ist, sie in solche Planungen miteinzubeziehen. Warum, frage ich mich? Aus Sorge, sie zu überfordern, oder aus Sorge, uns zu überfordern? Ihre Motorik beim Essen hat mittlerweile sehr viel von ihrer alten Eleganz verloren. Wie wird es sein, meine Mutter den Blicken anderer Restaurantbesucher auszusetzen? Aber natürlich kommt sie mit. Wir schämen uns, dass das überhaupt eine Frage war. Als ich sie dann abhole, freut sie sich, mich zu sehen, ist aber auch ein wenig überrascht.
— Jetzt hätte ich dich fast nicht wiedererkannt.
Ich verzichte darauf zu fragen, wen sie denn jetzt in mir erkannt hat, und weiß nicht, ob ich ihr damit eine Peinlichkeit oder mir eine Enttäuschung ersparen will.

Sie trägt ihr schickstes Kleid und sieht sehr hübsch aus. Ansonsten ist sie recht reserviert und ziemlich durcheinander. Hin und wieder spricht sie meinen Vater an, der allerdings in seinem Rollstuhl am entgegengesetzten Ende des Tisches sitzt und sie nicht versteht, was wiederum meine Mutter wundert. Dafür lächelt sie ausgesprochen glücklich, als sie Mascha neben sich wahrnimmt. Beide kuscheln miteinander. Nach zwei Stunden ist meine Mutter erschöpft. Wir bringen sie zurück in ihr Heim. Die Pflegerinnen erzählen uns später, sie habe den ganzen restlichen Tag gestrahlt.

Die Beziehung zu meiner Mutter ist die längste Beziehung meines Lebens. Sie ist voller Erinnerungen. Erinnerungen, die über die Jahre immer und immer wieder erzählt und gern gehört wurden. Pohl sprach von der Bedeutung dieser Gespräche.

Wer neu in die Familie kam, Freundinnen etwa von meinem Bruder und von mir, bekam diese Geschichten irgendwann von meiner Mutter zu hören. Sie waren Eintrittskarten zur Familie. Manchmal war es mir peinlich, wenn ausgebreitet wurde, wie süß, wie ungeschickt oder wie frech ich als Kind gewesen sein soll. Und doch fühlte ich mich in diesen Geschichten meiner Mutter, die das Bild einer glücklichen Kindheit vermittelten, zu Hause.

Obwohl ich mich in manchen dieser von meiner Mutter erzählten Kindheitserlebnisse nicht richtig wiedererkennen wollte, hatte ich mich mit dem beschriebenen Jungen über die Jahre arrangiert. Ein gutes Stück, vermutlich ein viel Größeres, als ich wahrhaben möchte, habe ich die Geschichten, so wie meine Mutter sie weitergab, für mich an- und diesen erzählten Jungen in mir aufgenommen. All diese Geschichten kann meine Mutter nun nicht mehr erzählen. Allerdings sind sie nicht ganz verschwunden. Sie leben in meinen Erinnerungen weiter. Und manchmal, wenn meine Tochter danach fragt, erzähle ich die Erzählungen so, wie ich sie erinnere. Das kann mühsam sein, und meine Mutter fehlt mir dabei. Andererseits gewinne ich damit die Hoheit über meine Geschichte zurück – zumindest solange mein älterer Bruder nicht in größerer Runde doch noch zur allgemeinen Erheiterung das ein oder andere hervorkramt.

Die Geschichten von den manchmal recht harten Auseinandersetzungen, die es insbesondere während der Pubertät zwischen meiner Mutter und mir gegeben hat und die für mich und mein Leben nicht minder entscheidend waren, wurden nie erzählt. Der gemeinsamen Aufarbeitung dieser Geschichten sind meine Mutter und ich ausgewichen. Jetzt ist es dafür zu spät.

Und was ist, wenn ich mich selbst an all diese Geschichten nicht mehr erinnern kann? Wenn es mir mal so gehen sollte, wie es meiner Mutter jetzt geht? Auf die Frage, wer ich bin – und diese Frage ist entgegen allem, was ich lange geglaubt habe, kein Privileg der Pubertät –, drehen sich meine Antworten, von ein paar äußeren Beschreibungen abgesehen, um Erzählungen aus meinem Leben. Erzählungen, aus denen sich eine Geschichte, das heißt meine Lebensgeschichte ergibt. So wie laut dem US-amerikanischen Psychologen John Kotre »Geschichten *aus* einem Leben zur Geschichte *des* Lebens werden«.

Da ich aber weder eine Autobiografie geschrieben habe noch Tagebuch schreibe, beruhen diese Erzählungen auf meinen Erinnerungen. Pohl, in dessen Buch ich das Zitat von Kotre fand, fasste es so zusammen: »Wir sind, was wir erinnern, und wir erinnern, was wir sind. Das entspricht der direkten Wechselwirkung zwischen dem autobiografischen Gedächtnis und dem Selbst.« Womit ich wieder bei dem Problem wäre. Pohl sagte mir im Gespräch, dass mit dem Vergessen »irgendwann auch die Identität verloren geht«. Bedeutet also keine Erinnerung auch keine Identität? »Ich habe mich selbst verloren«, berichtete Auguste Deter gegenüber Alois Alzheimer.

Kann man »sich verlieren«? Und »verliert« meine Mutter sich gerade? Und was bedeutet es, wenn man »sich verloren« hat?

»Wir sind die Geschichten, die wir über uns zu erzählen vermögen.«
Der Soziologe Heinz Abels

Bei meinen Recherchen stoße ich auf ein Lehrbuch des Soziologieprofessors Heinz Abels. Es trägt den Titel *Identität* und lässt sich, für einen Laien wie mich nicht ganz unwichtig, gut lesen. Im Sattel der Sozialwissenschaften unternimmt Abels darin einen langen und höchst interessanten Ritt durch die überraschend weite Welt der Identitätstheorien. Und wie es der Zufall will, lehrte der mittlerweile emeritierte Abels an der Fernuniversität Hagen, wo meine Mutter einige Jahre als Sekretärin gearbeitet hat.

Etwa in der Mitte des Buches ringt sich Abels zu einer eigenen Definition des Begriffs der Identität durch:

»Identität ist das Bewusstsein, ein unverwechselbares Individuum mit einer eigenen Lebensgeschichte zu sein, in seinem Handeln eine gewisse Konsequenz zu zeigen und in der Auseinandersetzung mit anderen eine Balance zwischen individuellen Ansprüchen und sozialen Erwartungen gefunden zu haben.«

Was mich interessiert, ist das »Bewusstsein, ein unverwechselbares Individuum mit einer eigenen Lebensgeschichte zu sein« und eben die Frage, was es bedeutet, wenn es, wie bei meiner Mutter, um das Bewusstsein für die eigene Lebensgeschichte nicht zum Besten steht. In einem anderen Buch, dem zweiten Band seiner *Einführung in die Soziologie* mit dem Untertitel *Die Individuen in ihrer Gesellschaft* betont Abels diesen Aspekt noch deutlicher:

»In Hinsicht auf die Entwicklung des Individuums heißt Identität, die Vergangenheit mit der Gegenwart in einer sinnvollen Ordnung zu halten und die Zukunft planvoll anzugehen. Insofern kann man Identität gleichsetzen mit dem Wissen um die eigene Biografie.«

Auch wenn Abels in diesem Zusammenhang nicht auf die Problematik der Demenz eingeht, weil sie nicht zu seinem Fachgebiet gehört, klingt das für die Identität meiner Mutter alles andere als gut. Ich schicke Abels eine Mail, erkläre ihm meine Situation, deute ein paar meiner Fragen an und bitte ihn um ein Treffen. Er sagt zu und schlägt ein Café am Markt in Münster, wo er wohnt, vor.
— Jedes Individuum hat seine Individualität – das ist die Art und Weise, wie ich mich von anderen unterscheide.

Abels ist Ende sechzig, trägt einen weißen, gestutzten Vollbart und macht einen entspannten Eindruck. Ich habe ihn gebeten, mir bei der Verwirrung mit den Begriffen »Individuum«, »Individualität« und »Identität« zu helfen.
— Identität ist das, was ich von mir selbst annehme, was ich bin und wie ich geworden bin und wie ich hoffe, dass mich auch die anderen wahrnehmen. Sie ist vor allem eine Konstruktion, die ich in meinem Leben immer wieder herstelle, indem ich mir sage, so bin ich geworden und so bin ich heute.

Das Wort »Identität« kommt vom Lateinischen »idem ens«, was »derselbe seiend« bedeutet. Grundlegend, so Abels, ist es der Anspruch des Menschen, *erstens* ein Individuum zu sein, *zweitens* eine Individualität auszubilden und zu zeigen sowie *drittens*, in seiner Identität anerkannt zu werden.

Abels kann sich für viele der sich zum Teil ergänzenden, zum Teil aber gegenüberstehenden Identitätstheorien begeistern. Zu seinen Favoriten zählt der US-amerikanische Soziologe Erving Goffman.

— Dieser Ansatz lebt von der Annahme, dass wir unser Selbst ständig auf einer Art Bühne präsentieren und uns dort um einen guten Eindruck bemühen. Eine Identität also, die vor allem von den anderen angenommen werden soll. Unser wahres Ich lassen wir dabei aber bevorzugt auf der dunklen Hinterbühne, wobei Goffman offenlässt, ob es so etwas wie eine Kernidentität überhaupt gibt. Letztlich ist das eine ständige Auseinandersetzung zwischen dem, was ich von mir annehme, und dem, was bei den anderen ankommt.

Besonders dick habe ich in Abels Buch einen Satz des Heidelberger Kulturwissenschaftlers Jan Assmann unterstrichen: »Wir sind die Geschichten, die wir über uns zu erzählen vermögen.« Genau da liegt das Problem mit meiner Mutter.

— Welche Geschichten sind dabei zugelassen?
— Die Geschichten, von denen wir überzeugt sind. Und wenn ich damit akzeptiert werden will, müssen sie von den anderen anerkannt werden. Deswegen müssen es stimmige Geschichten sein, die in den Kontext passen.

So gesehen, ist Identität immer auch Behauptung und Selbstentwurf. Es muss nicht alles »wahr« sein, es muss vor allem geglaubt werden. Erstens von mir, zweitens von meiner Umwelt. Aber was ist mit den nicht stimmenden Geschichten meiner Mutter, wenn sie beispielsweise ihr Heim als Hotel und sich und die anderen als dessen Gäste beschreibt?

— Es kann auch darum gehen, sich selbst Geschichten zu erzählen, mit denen man leben kann, in denen man sich geborgen fühlt. Und wenn es bei Menschen mit Demenz in der Biografie große Löcher gibt, kann ich mir vorstellen, dass sie versuchen, diese Löcher mit einer Konstruktion zu überbrücken. Für den Betroffenen kann das absolut überzeugend sein, während ein Außenstehender denkt: »Das ist doch nicht möglich, die muss doch merken, dass das nicht stimmt!«

Ja, das kenne ich. Aber wenn ich die Geschichten bin, die ich von mir erzähle, kann doch meine Mutter die Geschichten sein, die sie von sich erzählt? Diese Geschichten sind vielleicht etwas weniger elegant formuliert und brüchiger, aber meine Mutter glaubt an sie. Mir wird klar, was es bei ihr auslöst, wenn ich ihre Geschichten ablehne. Es ist ein existenzieller Angriff auf ihren Selbstentwurf und damit auch auf ihre Identität. Genau so, als würde mir jemand meine Identität als Vater absprechen wollen.

Abels lehnt sich zurück. Es gibt nicht *die* Identität, sondern immer nur *eine* Identität, sagt er.
— Aber welche Rolle spielen da Erinnerungen?
— Erinnerungen dienen als Unterfütterung für das, was ich heute bin. Wenn wir von Identität sprechen, ist das nur in der Vergangenheit möglich. Ich versuche herauszufinden, was mein Ist-Zustand, also meine jetzigen Hoffnungen, Ängste, Fantasien und Vorlieben, mit meiner Biografie zu tun hat. Und da liegt das Problem.
— Welches Problem?
— Meine Erinnerungen bilden ja nicht genau das ab, was gewesen ist. Das sind Erinnerungen, von denen ich glaube, dass es so gewesen ist. Und da bleibt es nicht aus, dass ich mir die Erinnerungen immer ein bisschen zurechtbiege, damit sie auch zu meinem heutigen Selbstbild passen.

Als Journalist ist es mir nicht ganz fremd, dass es sehr entscheidend sein kann, *wie* man ein Ereignis erzählt. Zwei faktentreue Beschreibungen derselben Realität können zu sehr unterschiedlichen Geschichten führen.

Abels trinkt einen Schluck Tee. Vieles, was nicht passt oder unangenehm ist, wird verdrängt, sagt er, und stellt klar, dass man diese Freiheit der Erinnerungen auf keinen Fall mit bewusster Hochstapelei verwechseln dürfe. Er zitiert Wilhelm Busch: »Wer ist schon so töricht, an die Wahrheit einer Biografie zu glauben?«

— Jede Autobiografie ist doch immer die Geschichte eines tollen Menschen. Aber das meine ich nicht. Ich meine den ganz normalen Menschen, der sich alltäglich seine Biografie zurechtlegen muss, damit sie zu ihm passt. Das geschieht vor allem unbewusst.

Man kann, sagt er, diesen Prozess aber auch konstruktiv nutzen. Schließlich ist die Identität zur Zukunft hin offen. Mit neuen Erfahrungen entwickelt sie sich weiter und kann auch im Nachhinein noch »modifiziert« werden, wenn bestimmte Erfahrungen, etwa in einer Psychotherapie, umgedeutet werden.

— Ich kann nicht ungeschehen machen, dass mich mein Lehrer mal runtergeputzt hat, aber ich kann es anders interpretieren. Die Wahrheit können wir ja nicht rückgängig machen, aber sie wird so umgeformt, dass sie in einem Licht erscheint, das zum Selbstbild passt. Von daher glauben die Leute auch tatsächlich daran, dass sie »nie bei den Nazis mitgemacht« haben, und wenn dann ein Mitgliederausweis auftaucht, sind sie überzeugt, dass da »alle mitmachen mussten« und dass sie »innerlich ganz anders dachten«.

In seinem Buch fasst Abels es so zusammen: »Erinnerung ist nachträgliche Bewertung einer biografischen Identität *damals* zum Zwecke einer Identität, wie wir sie *heute* brauchen.«

— Die Identität ist so konstruiert, dass man in einer Welt lebt, in der man sich zu Hause fühlt. Vielleicht ist es auch genau das, was Menschen mit Demenz brauchen. Nicht, dass man ihnen klarzumachen versucht, dass das »völliger Unsinn ist«, was sie glauben und erzählen, sondern dass man sie sogar eher behutsam bestätigt in ihrer Welt, wenn sie ihnen denn gut tut.

Grundsätzlich, so Abels, hat jeder Mensch eine Identität. Aber was ist mit diesem »sich verlieren«, von dem Auguste Deter, von dem auch Pohl und so viele andere sprachen und sprechen? Seine erste Antwort ist ein ernster Blick.

— Wenn ich an einen Punkt komme, wo ich auf die Frage
»Wer bin ich eigentlich?« nicht mehr antworten kann,
entweder weil ich schwer dement geworden bin oder die
Vorstellungen einfach nicht mehr zusammenpassen,
dann würde ich das tatsächlich als den Beginn des Verlierens der Identität bezeichnen.

Abels sieht mir wohl an, dass mich seine Antwort nicht unbedingt glücklich macht.

— Ein kleines Kind kann nicht »ich« sagen und sich von
anderen abgrenzen und unterscheiden. Das braucht die
Erfahrung, dass es auch »den Anderen« gibt. Das ist
eine längere Entwicklung, die ohne Gedächtnis nicht
möglich ist.

Der deutsch-amerikanische Psychoanalytiker Erik Erikson spricht davon, dass man sich bis dahin »nur in einem ozeanischen Gefühl wahrnimmt«. Einem Gefühl, in dem ich nichts außer mir wahrgenommen habe. Aber ab dem Moment, wo ich etwas anderes, zum Beispiel die Stimme meiner Mutter, wahrnehme, beginnt das Gedächtnis: »Ich bin anders als die anderen, ich habe ein Bewusstsein und bin zu Wirkungen fähig.« So einfach, so Abels, funktionieren die ersten Phasen des Gedächtnisses.

— Allerdings halte ich es durchaus für möglich, dass man
auch von einem seelischen und einem körperlichen Gedächtnis sprechen kann, dass sehr viel mehr in unser
Gedächtnis eingeht, als wir uns das kognitiv bewusst
machen können. Vielleicht spielen diese gefühlten Identitäten sogar eine größere Rolle als die bewusste und reflektierte Identität.

Eine »unbewusste Identität« klingt für mich mit Blick auf meine Mutter wie ein rettender Strohhalm.

— Ich glaube, dass man dann eigentlich nur hoffen kann,
dass Menschen mit Demenz auch am Ende, wenn sie
überhaupt noch was von sich annehmen können, also
eine Mindestform von Bewusstsein ihrer selbst haben,

dass sich dann immer temporäre Gefühle wie »Das bin ich«, »Das erleb ich jetzt« einstellen.

Das kann man, so Abels, dann durchaus als eine Art vorübergehende Identität begreifen, die eben nur für eine kurze Zeit besteht und auch wechseln und immer wieder neu entstehen kann, womöglich sogar ohne Spuren im Gedächtnis zu hinterlassen. Meiner Mutter würde ich das zutrauen.

– Das wäre dann eine »gefühlte Identität«, die nicht auf einem reflektierten Bewusstsein, sondern auf dem Gefühl beruht, das ich zu mir habe?
– Ja, das kennen wir von Menschen mit einer geistigen Behinderung. Das sind gefühlte Identitäten, und ein angenehmes Körpergefühl lässt sich auch über eine Berührung vermitteln, wie es zwischen Müttern und kleinen Kindern passiert. Uns Erwachsenen ist das weitgehend abhanden gekommen.

Ich hoffe, dass die »temporären Identitäten«, von denen Abels spricht, für meine Mutter schön oder zumindest erträglich sind.

– Dieses »ozeanische Gefühl«, von dem Erikson spricht, dieser Zustand, bevor sich das Gefühl der Differenz zur Umwelt entwickelt, dieser Zustand, bevor es ein Gedächtnis und eine Identität gibt ... Klingt doch auch schön, oder?

Abels nickt.

– Ja, ich denke auch, dass das ein wunderbares Gefühl ist. Man lebt in sich selbst und nimmt nichts anderes wahr als ein totales Wohlgefühl. In diesem Ozean der Gefühle geht man völlig auf.
– Und dann wird man gezwungen, eine Identität zu haben.
– Und dann kommt der andere hinzu, und mit dem muss man sich auseinandersetzen. Das kann ja angenehm sein, eine Bestätigung durch die liebevolle Mutter etwa. Aber irgendwann beginnt eine härtere, fordernde Reali-

tät, mit der muss ich mich dann auch auseinandersetzen. Und dann werde ich aus diesem paradiesischen Zustand vertrieben und muss mir die Schuhe selbst zubinden können und dann muss ich zur Schule gehen und dann muss ich von meinen Süßigkeiten was abgeben ... Das alles, ich erinnere mich gut, war anstrengend. Und ist es bis heute. Bei all den unterschiedlichen und sich häufig widersprechenden Erwartungen erlebe ich es durchaus immer wieder auch als Herausforderung, ein »Ich« zu sein. Ich würde allerdings nicht gleich so weit gehen wie der französische Soziologe Alain Ehrenberg, der in *Das erschöpfte Selbst – Depression und Gesellschaft in der Gegenwart* schreibt: »Der Depressive ist nicht voll auf der Höhe, er ist erschöpft von der Anstrengung, er selbst sein zu müssen.«
Interessant ist für mich, wie der deutsche Sozialphilosoph Axel Honneth im Vorwort Ehrenbergs Zeitdiagnose zusammenfasst: »[D]arin wird die rapide Zunahme von depressiven Erkrankungen als das paradoxe Resultat eines sozialen Individualisierungsprozesses gedeutet, der die Subjekte dadurch, dass er sie aus traditionellen Bindungen und Abhängigkeiten befreit, im wachsenden Maße daran scheitern lässt, aus eigenen Antrieben und in vollkommener Selbstverantwortung zu psychischer Stabilität sowie sozialem Ansehen zu gelangen.«
Meine Mutter hatte meinen Vater nach vierzig Jahren verlassen, um mit einem anderen Mann ein neues oder zumindest anderes Leben zu beginnen. Das war, auch wenn ich mir wünsche, es wäre anders gelaufen, ein mutiger Schritt, den ihr sicher niemand zugetraut hatte. Doch dieser Schritt kostete sie viel Kraft und hinterließ bei ihr selbst bis zuletzt immer wieder auch Zweifel. Ebenso wenig passte er in ihre bisherige autobiografische »Erzählung«. Und als Egon immer schwerer krank wurde und meine Mutter sich immer größere Sorgen um ihre Zukunft machte, musste sie erkennen, dass es kein Zurück in die alte soziale Si-

cherheit gab. Sie hatte, das war klar, Angst und sie war erschöpft.
– Ist es möglich, dass ein Mensch mit Demenz, also auch meine Mutter, wieder in dieses Ozeanische zurückgeht, wenn er nicht mehr in der Lage ist, eine Identität zu behaupten?
– Man kann nur hoffen, dass diese vorübergehenden Bilder, die sie dann für sich empfindet, positive Bilder sind. Das könnte diesem ozeanischen Gefühl schon entsprechen. Wir können nicht ausschließen, dass dieser Ozean doch wieder einer Auflösung des Ich gleichkommt. Da gibt es kein festes Ich, nicht einmal ein Bewusstsein davon, sondern nur einen Zustand der Auflösung. Man ist total eins mit dem ganzen riesigen Meer. Das ist doch auch wieder ein schönes Gefühl – eine Ganzheit, die man sich sonst nicht vorstellen kann.

Der Gedanke, am Ende diesen beschriebenen Urzustand zu erreichen, die Auflösung der Identität als Befreiung von einem Ich-sein-Müssen begreifen zu können, fasziniert mich. Abels verweist auf Berichte über Drogenerfahrungen, nicht ohne zu betonen, dass er persönlich da keine Erlebnisse vorweisen könne. In diesen Berichten gebe es durchaus Hymnen auf die totale Selbstauflösung, das »eins werden mit der Weltseele«, was ja nichts anderes ist als die Auflösung der Identität.

Wenig später sehe ich im Fernsehen eine recht unterhaltsame Dokumentation der BBC über einen Journalisten, der weltweit »Experten der Erleuchtung« besucht, um so etwas wie spirituelle Erlösung zu erfahren. Erleuchtung, lernt er auf seiner Reise, ist »ohne Gedanken sein«, während Ekstase »sich selbst verlieren und sein Ich vergessen« bedeutet. Vielleicht hätte der junge Mann mal meine Mutter besuchen sollen.

Dazu passt, was der ungarische Schriftsteller Péter Nádas der *Frankfurter Allgemeinen Sonntagszeitung* über seine Nahtoderfahrung nach einem Herzinfarkt erzählt: »Es war eine gute Erfahrung. Das Schlechte daran ist, dass man zurückgeholt wird. Man freut sich nicht, zurückgeholt zu werden. Man spürt sofort wieder den Druck unter dem Hintern. Es ist befreiend, keinen physischen Druck zu spüren, sondern nur Bewusstseinsinhalte, auch wenn ich weiß, dass sie sich im Nichts auflösen werden. Aber Nichts hat dann einen anderen Stellenwert als im Leben. Nichts ist nicht nichts. Es ist gut und befreiend und Glück.«

Abels versucht eine Art Schlusswort.

— Für den Angehörigen eines Menschen mit Demenz, der damit umgehen muss, wäre das natürlich ein schöner, tröstender Gedanke, wenn man sagen könnte, dass es dem Betroffenen ganz gut dabei geht, dass er nicht leidet, sondern eher eine Ruhe und einen Frieden erlebt.

Ja, das ist es. Ich habe genug gehört und bedanke mich. Abels hat noch eine Zugabe.

— Sie fragen ja schon die ganze Zeit, ob die Identität auf Erfahrung und Gedächtnis, also der Summe unserer Erinnerungen beruht. Da sage ich »ja«. Weil: Alles ist jetzt. Alles, was wir je gewesen sind, alles, was wir je gedacht haben – ist in jedem Jetzt vorhanden, selbst wenn uns das gar nicht bewusst ist.

Ich muss lächeln, innerlich sogar lachen. Dieses »Alles ist jetzt« wird für mein Verstehen, aber auch für den Umgang mit der Demenz meiner Mutter immer wichtiger und hilfreicher.

Beim Abschied gibt es noch eine kleine Überraschung. Abels fragt nach meiner Mutter, er erinnert sich an sie aus seiner Zeit an der Fernuniversität Hagen. Das freut mich. Er bittet mich, sie zu grüßen. Ich antworte, dass ich das ausrichten werde, aber nicht sagen kann, was davon bei meiner Mutter ankommt. Er nickt. Ein Moment Schweigen. Ich sage ihm, dass mich die Demenz verunsichert. Er nickt wieder.

– Dass meine Mutter immer wieder versucht, sich die Welt, in der sie lebt, zu erklären, sie so neu zusammenzubauen, trotz aller Lücken, aller Brüche ... Ich bewundere das auch.
– Ja, im Grunde ist das nichts anderes, als was wir alle tun.

Erinnerungen XI

»Wie war das am Ende deiner Schulzeit mit der Frage, was du werden willst?«

»Meine Brüder sind ja in einen Kindergarten gegangen. Und da bin ich auch oft gewesen und da hatte ich viel Spaß. Ich wollte eigentlich Lehrerin werden. Aber das ging nicht. Ich war ja nur auf der Handelsschule und hatte kein Abitur.

Dann sagte ich: ›Ich möchte gern Kindergärtnerin werden.‹ Meine Eltern haben das nicht geduldet, weil die Ausbildung Geld gekostet hätte. Und es war eben nicht viel da. Meine Mutter hat immer gesagt: ›Du gehst aufs Büro. Da hast du es schön. Da hast du samstags frei. Und da brauchst du keinen Laden putzen. Da bist du anerkannt!‹

Ich hatte aber überhaupt keine Lust auf ein Büro. Und da haben die mich praktisch da rein gezwungen. Also bin ich auf die Handelsschule gegangen. Ich muss sagen, das waren die zwei schlimmsten Jahre, die ich als Mädchen erlebt habe. Da hat auch zu Hause keiner darauf geachtet, wenn ich gesagt habe ›Ich möchte das nicht‹. Da wurde mir immer nur vorgesagt, was das alles kostete. Ich weiß das noch ganz genau: 17,50 Mark Schulgeld und 7,50 Mark Fahrgeld. Das waren fünfundzwanzig Mark im Monat. Und so wie heute, dass die Kinder sagen ›Nee, ich mach was anderes‹, das hätte ich gar nicht gekonnt. Die hätten mir die Rübe abgerissen, glaube ich. Ich hab dann die Handelsschule mit Ach und Krach zu Ende gebracht. 1952, da war ich sechzehn Jahre alt. Mein Papa ist dann längs gegangen, der kannte viele Firmen. Und dann habe ich eine Lehrstelle gekriegt.«

»Und was hast du da gelernt?«

»Da habe ich Industriekaufmann gelernt. Das war eine

kleine Firma. Da hat es mir auf einmal unheimlich gut gefallen. Da war ich so anerkannt. Die trauten mir was zu, und das hat sich auch sehr ausgezahlt. Und dann hab ich endlich mal Geld verdient. Das war ja auch nur ganz wenig. Und dann hab ich nach zwei Jahren meine Prüfung geschafft.«

»*Als Kauffrau?*«

»*Als Industriekaufmann ... -frau. Ich hab ja so einen Brief. ›Industriekaufmann‹ steht da drin.*«

Mascha wacht auf und fängt an zu brabbeln.

Ein glücklicher Tag

Meine Mutter sitzt im Sessel auf dem Gang, ihre Beine liegen unter einer leichten Decke auf einem Hocker. Ein friedliches, schönes Bild. Sie freut sich, mich zu sehen.
– Kannst du dich an Heinz Abels erinnern?
– Kann sein.
Meine Mutter ist gestürzt, berichtet eine Pflegerin, sie ist vom Frühstückstisch aufgestanden, ohne Rollator den Gang entlanggelaufen, in ein fremdes Badezimmer hinein. Dort hat sie das Gleichgewicht verloren. Auf dem Boden sitzend, unfähig allein aufzustehen, rief sie um Hilfe. Sie hat sich nicht verletzt. Vielleicht liegt es an den Hüftprotektoren.
– Wie würdest du deinen Zustand beschreiben?
– Verdreht.
– Was ist verdreht?
– Die Buchstaben.
– Welche Buchstaben?
– Das ABC.
– Kannst du noch das Alphabet?
– Sicher.
– Sag mal.
– A, B, C, D ...
Sie kommt fehlerlos bis Z, ich bin beeindruckt. Ich will herausfinden, ob ihr Zustand ihr bewusst ist, will aber nicht direkt fragen, ob ihr klar ist, dass sie an Demenz leidet.
– Was ist mit deinen Erinnerungen?
– Alles in Ordnung.
Ich wechsle das Thema.
– Sollen wir kopfrechnen?
– Ja.
– Was ist zwei mal zwei?

Sie schaut irritiert, kuckt auf den Tisch, scheint etwas zu suchen.
- Ich glaub, das steht hier vorn.
- Was?
- Das Töpfchen mit den Zahlen.
Ich frage nicht weiter nach.

- Hallo, mein Jörn.
Am nächsten Tag begrüßt sie mich auf Anhieb. Sie trägt ein lindgrünes Kleid und eine mit Blumen bestickte Strickjacke. Das steht ihr sehr gut. Im Arm hält sie einen Teddybären, den ich noch nicht kenne. Sie scheint ihn zu mögen. Gut so. Mascha ist bei mir, versteckt sich aber erst mal hinter meinem Rücken.
- Am liebsten würde ich mit euch abhauen.
Das habe ich noch nie von ihr gehört. Ich weiß nicht, ob ich über ihre Fluchttendenz erschrecken oder ob ich ihre Bereitschaft zum Abenteuer bewundern soll.
- Wohin denn abhauen?
- Ist auch egal.
Mascha begleitet mich mit gemischten Gefühlen. Mittlerweile ist sie neun Jahre alt und traurig darüber, dass »die Oma nicht mehr die Oma ist«, dass sich meine Mutter immer öfter nicht mehr an sie erinnert und auch nichts mehr von den Ausflügen in ihr gemeinsames Berliner Lieblingscafé weiß.

Wohl deswegen zögert Mascha ein wenig mit der Begrüßung, geht dann aber auf meine Mutter zu, die sie aus tiefstem Herzen anstrahlt. Sie umarmen sich, lassen sich gar nicht mehr los, schmusen miteinander. Mascha freut sich. Meine Mutter freut sich. Wir machen Quatsch. Ich spiele den Eifersüchtigen und weise darauf hin, dass das doch eigentlich *meine* Mutter ist und ich verwöhnt werden müsste. Die beiden lehnen das demonstrativ ab. Mascha lacht, und meine Mutter lacht auch. Natürlich weiß sie, wer Mascha ist. Mascha sagt mir, ich könne ja jetzt allein spazieren gehen. Ich bin abgemeldet. Und freue mich.

Später rechnen wir dann noch ein bisschen das kleine Einmaleins. Meine Mutter scheitert erst bei zwölf mal zwölf. Dann singen wir gemeinsam ein paar Lieder. Irgendwann sagt meine Mutter:
— Wer es schwer hat, muss es sich leicht machen.
Es ist ein glücklicher Tag.

»Wir sind, was wir vergessen haben.« Oder: Die Frage nach der Würde der Menschen mit Demenz
Der Philosoph und Psychiater Thomas Fuchs

»DGPPN« ist die Abkürzung für Deutsche Gesellschaft für Psychiatrie, Psychotherapie und Nervenheilkunde. Ich flaniere über ihren Jahreskongress im Berliner ICC, das auch von innen eher wie ein riesiges Raumschiff denn wie ein Internationales Kongresszentrum wirkt.

Im Programm mit einigen hundert Veranstaltungen ist auch ein Video-Live-Interview mit dem US-amerikanischen Hirnforscher Eric Kandel angekündigt. Im Jahr 2000 erhielt Kandel den Medizin-Nobelpreis für seine Erkenntnisse über die molekularen Grundlagen von Gedächtnisvorgängen. Ich lernte den 1929 geborenen Kandel durch einen Dokumentarfilm kennen, der ihn als einen kleinen, liebenswürdigen und gewitzten Herrn zeigt, der Sätze sagt wie: »Ohne Gedächtnis wären wir nichts.« Klar, dass mich dieser Mann interessiert.

Jetzt sitzt er mit seiner riesigen Brille und einer roten Fliege vor einer Schiefermauer seines Hauses in der Nähe von New York und ist bereit, auf die Fragen der Berliner Kongressteilnehmer im großen Saal 3 zu antworten. Während es in Deutschland später Nachmittag ist, genießt Kandel offensichtlich die Morgensonne. Dass ihn über eine kleine digitale Kamera gerade ein paar hundert deutschsprachige Psychiater, Psychotherapeuten und artverwandt Beschäftigte anstarren, hat der Nobelpreisträger seiner Frau offensichtlich verschwiegen. Zur Erheiterung des Berliner Publikums schreitet sie recht unbefangen im Bademantel durchs Bild.

Dann erzählt Kandel sehr charmant, wie er als junger Psychiater beschloss, ganz konkret das Gehirn physisch zu erforschen, weil er hoffte, dort das »Ich«, das »Über-Ich« und das »Es« zu finden. In Berlin sorgt das für sichere Lacher.

Schließlich spricht er von den Erfolgen bei der medikamentösen Behandlung altersbedingter Gedächtnisschwächen bei Mäusen. Kandel, der im Zusammenhang mit seiner Forschung auch als Unternehmer erfolgreich ist, prophezeit, dass es »definitiv so eine Pille auch für den Menschen« geben werde. Wann diese Pille kommt, kann er aber nicht mit Sicherheit sagen. Wohl auch deswegen reagiert der Zweiundachtzigjährige auf die Erwähnung von »Alzheimer« spontan mit »Gott bewahre«.

Die für meine Fragen entscheidende Veranstaltung findet in einem kleinen, sterilen Nebenraum statt, in dem gut hundert leger gekleidete Fachfrauen und -männer einem Vortrag lauschen. Für sie geht es um den »Begriff der Person in der Psychiatrie und Psychotherapie«. Für mich geht es um meine Mutter. Vortragender ist der 1958 geborene Thomas Fuchs, Professor für Philosophische Grundlagen der Psychiatrie und Psychotherapie in Heidelberg. Ein schmaler, eher ruhiger Mann. Er spricht über die »Verleiblichung als Grundlage psychischer Identität«. Das klingt abstrakt, bietet aber, wie ich aus einigen Veröffentlichungen Fuchs' weiß, Antworten auf einige meiner Fragen.

Fuchs referiert erst einmal über den amerikanischen Moralphilosophen Jeff McMahan, der Menschen mit schwerer Demenz nur noch als gespenstergleiche »Postpersonen« begreift, und über dessen einflussreichen Kollegen, den australischen Philosophen und Ethiker Peter Singer, der diesen Menschen ebenfalls den Personenstatus abspricht, weil ihnen »Rationalität und Selbstbewusstsein« fehlen. Wohingegen Hunden oder Katzen, so Singer, durchaus ein entsprechender Status zugesprochen werden könne. Die Basis dieser Theorien liegt, so Fuchs, in dem dualistischen Konzept, welches das Gehirn als das »Organ des Geistes« und den Körper lediglich als dessen passiven Träger begreift. Auf dieser Basis »muss die Demenz als allmähliches Erlöschen der Person erscheinen«. Fuchs bezieht sich dabei vor allem auf die Funktion des deklarativen Gedächtnisses.

Das deklarative Gedächtnis, Pohl sprach davon, umfasst mit dem autobiografischen Gedächtnis für unsere persönlichkeitsbezogenen Erinnerungen und dem semantischen Gedächtnis für eher allgemeines Faktenwissen jene Inhalte, auf die wir bewusst zurückgreifen können. Vor diesem Hintergrund werden Menschen mit Demenz, also ohne Zugriff auf ihr deklaratives Gedächtnis, eben als »verlöschende« Personen verstanden. Ich muss dabei an die Teletubbies denken.

Demgegenüber betont Fuchs nun die Bedeutung des, wie er es nennt, impliziten oder leiblichen Gedächtnisses, zu dem auch das prozedurale Gedächtnis gehört. Das, so erinnere ich mich, beinhaltet die Fähigkeiten, die wir nicht bewusst kontrollieren müssen. Wer zum Beispiel sein deklaratives Gedächtnis und somit vielleicht auch die Erinnerung an seinen eigenen Namen verloren hat, kann in der Regel trotzdem noch essen, laufen oder Ball spielen.

Das Leibgedächtnis beruht, so Fuchs, auf der »grundlegenden Erfahrung der Vertrautheit mit der Welt«. Es umfasst unsere tief verinnerlichten Erfahrungen. Dazu zitiert Fuchs einen schönen Satz des Philosophen William James, des Begründers der US-amerikanischen Psychologie: »Das Bewusstsein verlässt alle Prozesse, in denen es nicht länger erforderlich ist.« Für Fuchs ist die »Verleiblichung von Erfahrungen« die Grundlage unserer personalen Beständigkeit.

Er stellt sich damit gegen die vorherrschenden vernunftorientierten Konzepte, die davon ausgehen, dass wir im Sinne von Descartes' »Ich denke, also bin ich« das sind, was wir bewusst erinnern können. Fuchs betont, dass in erster Linie das Leibgedächtnis unsere Identität bedingt. Es ist auch dann noch vorhanden, wenn sich das deklarative Gedächtnis mit seinen bewussten Erinnerungen längst verabschiedet hat.

So geht für Fuchs die Persönlichkeit durch die Demenz nicht »komplett verloren«. Bezogen auf die Betroffenen, ist das eine durchaus beruhigende Perspektive, weil sie die Bedeutung dessen relativiert, was verloren gegangen ist, und andererseits den Wert dessen betont, was bei Menschen mit Demenz nach wie vor vorhanden ist. Wenn ich so meine Mutter betrachte, ist das Glas nicht mehr höchstens halb leer, sondern mindestens halb voll. Interessanterweise hatte auch Heinz Abels davon gesprochen, dass »unser Körper unser Gedächtnis sein kann«, als er mich auf den Habitus-Begriff des französischen Soziologen Pierre Bourdieu hinwies: »Unsere Geschichte und unsere sozialen Erfahrungen werden uns in den Leib eingeschrieben.« Auch Abels wollte ja zumindest nicht ausschließen, dass eine »gefühlte Identität« eine größere Rolle spielen kann als die bewusste und reflektierte Identität.

Zur Veranschaulichung zitiert Fuchs aus Marcel Prousts *Auf der Suche nach der verlorenen Zeit* die Passage, in welcher der Protagonist voller Glück einen vertrauten Geschmack wiedererkennt, noch bevor er sich an die früheren Ereignisse und Bilder erinnern kann:

»In der Sekunde nun, als dieser mit dem Kuchengeschmack gemischte Schluck Tee meinen Gaumen berührte, zuckte ich zusammen und war wie gebannt durch etwas Ungewöhnliches, daß sich in mir vollzog. Ein unerhörtes Glücksgefühl, das ganz für sich allein bestand und dessen Grund mir unerkannt blieb, hatte mich durchströmt. Es hatte als einziges die Macht, mich zu den alten Tagen der verlorenen Zeit wieder hinfinden zu lassen, während gerade das den Bemühungen meines Gedächtnisses und Verstandes immer wieder mißlang.«

Ich stelle mir vor, dass meine Mutter in glücklichen Momenten so empfindet. Ein ungemein tröstender Gedanke. Fuchs zufolge steht dem nichts entgegen. Seinen Vortrag schließt er mit dem schönen Satz: »Was wir vergessen haben, ist zu dem geworden, was wir sind.«
Ich bin beeindruckt und froh, dass Fuchs im Anschluss an die Veranstaltung noch Zeit für ein Gespräch hat. In einer nahen Cafeteria finden wir Cappuccino und Tee und im großen Foyer des ICC einen freien Tisch.
— Was lässt Sie an das Leibgedächtnis glauben?
— Das ist kein Glaubensbegriff, sondern die einfache Erfahrung, dass ich Dinge kann, für die ich kein ausdrückliches Bewusstsein brauche. Das Leibgedächtnis beinhaltet alle erlernten Erfahrungen, die in mein selbstverständliches Können übergegangen sind, zum Beispiel Radfahren oder Tanzen. Es umfasst alles, von dem ich vergessen habe, wie ich es tue – ich tue es einfach. Das kann jeder an sich selbst feststellen.
Ich nicke beim »Radfahren«. Standardtänze sind bei mir ein anderes Thema.
— Für die Psychologen ist Identität das Wissen um die eigene Biografie. Sie erweitern das.
Fuchs nickt.
— Ich erweitere Identität um eine Grundschicht des Erlebens von Konstanz und Kontinuität, die unabhängig davon ist, dass ich eine ganz bestimmte Erinnerung aktiviere, um so auf meine Vergangenheit zurückzugreifen. Das erscheint mir auf einfache Weise selbstverständlich.

Ich brauche ein bisschen, um das als selbstverständlich einordnen zu können. Er hilft mir.
– Wenn ich hier mit Ihnen sitze, mache ich mir doch nicht fortwährend bewusst, ich bin Thomas Fuchs, gestern war ich auch Thomas Fuchs, ich weiß mein Geburtsdatum ... Das ist gar nicht notwendig. Auf ganz selbstverständliche Weise bin ich meiner selbst als kontinuierlich lebendes Wesen bewusst, ohne dass ich mich meiner Identität fortwährend über einzelne Erinnerungen rückversichern und sie gezielt aufrufen muss. Das wäre etwas nur Gewusstes und damit Abstraktes, wenn ich es nicht mit einem elementaren Gefühl von Selbstvertrautheit und Selbstkontinuität, das ich in jedem Moment habe, verknüpfen könnte. Dann wäre Identität ja nichts anderes als ein bestimmter Komplex von Wissen, das ich ebenso gut über Sie, über einen anderen oder über mich haben kann.

Ich stimme zu. Fuchs wäre wohl auch nicht ich, wenn er ganz viel, vielleicht sogar alles oder noch mehr (der Mann ist Philosoph und Psychiater) über mich wüsste.
– Natürlich weiß ich mehr über mich als über Sie. Aber es kann ja nicht den Kern von Identität ausmachen, über wen ich mehr quantitatives Wissen habe. Sondern der Kern muss in der Weise liegen, in der ich meiner selbst inne bin. Dieses Meiner-selbst-Innesein ist aber gar nicht gebunden an einzelne Erinnerungen, Konzepte oder Erzählungen. Sondern umgekehrt: Dieses Wissen über meine Lebensgeschichte, das muss ich anbinden an das elementare Innesein meiner selbst, damit ich überhaupt sagen kann: »Das habe ich damals erlebt.« Das kann ich nicht einfach nur »wissen«, sondern das muss ich als Erlebtes nachspüren und mit mir selbst in Verbindung bringen können. Und so kann in diesem ganz elementaren Sinne Identität nicht an ein bloß biografisches, deklaratives Wissen und Erinnern-Können gebunden sein.

Er macht eine kleine Pause.
- Wir denken, wenn wir nicht mehr wüssten: »Ja, ich bin so und so, ich hab damals das erlebt, ja diese Musik erkenne ich wieder, das war damals als ich ... usw.«, dann wäre gar nichts mehr von uns übrig. Aber es ist eben immer noch ungeheuer viel da. Alles, was wir selbstverständlich zu tun wissen, was wir gewohnt sind oder lieben, das sind immer noch wir.

Aber was ist mit dem autobiografischen Gedächtnis, das, so der Sozialpsychologe Harald Welzer, »den Menschen zum Menschen macht«? Was bedeutet es, wenn Eric Kandel sagt, »Wir sind, wer wir sind, aufgrund dessen, was wir lernen und woran wir uns erinnern können«? Fuchs schüttelt den Kopf.
- Das finde ich problematisch. Da würde ich, ohne die Bedeutung des autobiografischen Gedächtnisses mindern zu wollen, entgegnen, dass auch die leiblichen, zwischenleiblichen Beziehungen und Erfahrungen des Menschen von Anfang an sehr spezifischer Art sind. Und auch bei der Aussage von Kandel wäre ich vorsichtig. Wir sind, was wir sind, nicht nur weil wir uns an etwas erinnern können. Sondern: Die bewusste Erinnerung ist ein Teil dessen, was wir sind. Ein wichtiger, aber nicht der ausschließliche Teil.

Während Fuchs kurz innehält, um von seinem Cappuccino zu trinken, durchströmt mich ein warmes Gefühl von Dankbarkeit. Das Bild meiner Mutter, so kommt es mir vor, wird wieder rund, ist nicht länger nur auf seine Mängel reduziert.
- Wenn man sich die frühe Kindheit näher ansieht, ist das doch viel mehr als ein bloßes Aufwachsen, nämlich von Anfang an eine spezielle Bezogenheit zwischen Mutter und Kind, ein zwischenleiblicher Umgang mit anderen Menschen, der als solcher schon ins Leibgedächtnis eingeht. Die ersten Jahre unseres Lebens als Baby – das ist

ja später alles mit präsent, es prägt unseren Umgang mit anderen, auch wenn wir uns an nichts mehr aus dieser Zeit erinnern können.

Bei »Babys« denke ich erst an meine jüngste Tochter und dann an meine Mutter und mich. Pohl hatte schon von der grundsätzlichen Bedeutung dieser ersten Beziehungserfahrungen gesprochen. Fuchs zufolge ist mein Leibgedächtnis entscheidend durch meine Mutter und damit auch durch ihr Leibgedächtnis geprägt.

— Es ist ein ungeheurer Reichtum von Beziehung und Erfahrung, was in den ersten eineinhalb Lebensjahren zwischen Mutter und Säugling abläuft, noch bevor das autobiografische Gedächtnis einsetzt. Sollen wir etwa sagen, das spielt keine Rolle, nur weil wir es nicht bewusst greifen können? Nein, es schwingt mit in den Erfahrungen, die wir mit anderen machen, es schwingt auch mit in dem Urvertrauen in die Welt, das wir hoffentlich haben.

Mir gehen Bilder aus meiner frühen Kindheit durch den Kopf, das heißt wohl vor allem – so viel weiß ich ja mittlerweile – Fotos aus dieser Zeit. Ich denke an das Urvertrauen, das ich zu haben glaube. Und ich denke an meine Töchter, meinen Wunsch und meine Bemühungen darum, dass sie sich gut fühlen in dieser Welt. Fuchs ist schon weiter.

— Und wenn nun jemand behauptet, diese frühen Erfahrungen spielen für mich als Person keine Rolle, dann empfinde ich das als eine Verzerrung. Denn wenn man sich das bewusst macht, merkt man, wie reich an Erfahrungen wir sind, selbst wenn wir sie nicht im Einzelnen hervorrufen können. Darin liegt auch etwas sehr Tröstliches.

Wieder denke ich an meine Mutter, daran, wie schmerzhaft es ist, dass sie sich kaum noch an ihre und an unsere Geschichte erinnern kann. Und dann denke ich daran, wie es ist, ihre vertraute Hand zu halten. Ich erzähle Fuchs davon.

Er versteht, was ich meine.
– Ich glaube, es geht um eine gewisse Balance. Dass dieses »Sich-nicht-mehr-Erkennen« auch ungeheuer schmerzlich ist, will ich nicht bestreiten. Das reflektierte Bewusstsein macht ja auch unsere Beziehungen zueinander als entwickelte Personen wesentlich aus. Wir müssen aber zugleich sehen, dass es auf einer unabhängigen Basis des Selbstseins beruht, die wir nicht außer Acht lassen dürfen.
– Kann man von einem leiblichen Bewusstsein sprechen?
– Ja. Leibliches Bewusstsein ist für mich die Beschreibung dessen, was Bewusstsein wesentlich ausmacht. Wir haben ja gar keine andere Form von Bewusstsein als ein leiblich getragenes Bewusstsein. Diese Art Hintergrundbewusstsein, dieses Gefühl des Hier-jetzt-Seins ist eigentlich immer da, insofern sind wir immer auch leiblich. Wenn wir zum Beispiel über den Satz des Pythagoras nachdenken, geht das nicht ohne leibliches Bewusstsein. Aber natürlich ohne dass der Leib dabei bewusst ins Zentrum der Aufmerksamkeit rückt.

Ich nehme einen großen Schluck von meinem mittlerweile kalten Tee. Fuchs schaut auf seine Uhr. Ich habe noch ein Anliegen, es geht um die Menschenwürde.

In den Gesprächen, die ich bisher führte, tauchte sie fast jedes Mal am Rand auf. Hans Lauter beklagte die häufig geäußerten Zweifeln, »ob ein Demenzkranker überhaupt noch eine menschliche Person darstellt, deren Würde nach dem Grundgesetz unantastbar ist und die daher uneingeschränkten Anspruch auf sämtliche pflegerischen Maßnahmen hat.« Gunther Sachs schrieb von dem »würdelosen Zustand«, dem er mit seinem Freitod entgehen wollte.

Ich denke, es ist Zeit, sich ein wenig genauer mit der Würde zu beschäftigen. Das ist nicht ganz einfach. Die Zahl der unterschiedlichen Meinungen zu Fragen der Menschenwürde ist groß, und die Geschichte der Meinungsverschiedenheiten ist lang. Der folgende kurze Abriss kann dem nicht gerecht werden, sondern nur versuchen, das Problem hinsichtlich der Fragestellungen rund um die Demenz anzureißen.

Der erste Absatz des ersten Artikels des deutschen Grundgesetzes lautet: »Die Würde des Menschen ist unantastbar. Sie zu achten und zu schützen ist Verpflichtung aller staatlichen Gewalt.« Eine Änderung oder Modifizierung dieses Artikels ist nicht möglich. Nach der deutschsprachigen Rechtsphilosophie und Rechtstheorie steht die Würde für bestimmte schützende Grundrechte und Rechtsansprüche des Menschen. Abgesehen davon, dass die Schöpfer des Grundgesetzes in den Jahren 1948/1949 nicht verbindlich festlegen konnten, welche Rechte und Ansprüche genau an die Menschenwürde geknüpft werden sollten, wurde und wird immer wieder diskutiert, wem genau sie denn zusteht.

Seit der Antike wird dabei der Anspruch auf Würde oft mit dem Status der »Person« verknüpft. Allerdings gibt es auch für den Personen-Begriff keine eindeutige Definition. Allgemein steht er, so das *Handbuch der Politischen Philosophie und Sozialphilosophie*, »für das Spezifische an der menschlichen Lebensform, d. h. für diejenigen Eigenschaften und Fähigkeiten, die Personen von anderen Tieren unterscheiden«. Damit ist aber keinesfalls gesagt, dass alle Menschen auch als Personen – mit den sich daraus ergebenden moralischen Ansprüchen – anerkannt werden müssen. Im Zweifelsfall hängt es daran, inwieweit das Vorhandensein bestimmter Eigenschaften und Fähigkeiten zur Bedingung gemacht wird.

Aus der Perspektive jüdisch-christlicher Vorstellungen ist die Frage leicht zu beantworten. Dort hat der nach dem Ebenbild Gottes geschaffene Mensch einen absoluten Wert, wodurch er sich grundsätzlich von allen anderen Kreaturen unterscheidet. Im Katechismus der katholischen Kirche heißt es dazu eindeutig: »Die Würde des Menschen wurzelt in seiner Erschaffung nach Gottes Bild und Ähnlichkeit.« Auf dieser Grundlage bekommt die Würde ein solches Gewicht, dass für die katholische Kirche Suizid eine Todsünde ist. In einer Gesellschaft wie der unsrigen, mit vielen unterschiedlichen Weltanschauungen, stößt eine solche religiöse Begründung des Anspruchs auf Menschenwürde allerdings an ihre Grenzen.

Die Grundlage für die entsprechende Gegenposition und die daraus folgenden Diskussionen in der Neuzeit lieferte 1689 John Locke. Für diesen Vordenker der Aufklärung gelten Menschen nur dann als Personen, wenn sie über eine Identität und damit über ein Bewusstsein für die eigene zeitliche Existenz verfügen. Für Immanuel Kant, einen anderen prägenden Philosophen der Aufklärung, besitzt der Mensch als aus der Natur herausragendes »Vernunftwesen« »eine Würde (einen absoluten inneren Wert), wodurch er allen anderen vernünftigen Weltwesen Achtung für ihn abnötigt«. Wobei in der Philosophie unter »Vernunft« allgemein die Fähigkeit verstanden wird, von einzelnen Beobachtungen und Erfahrungen auf universelle Zusammenhänge zu schließen und danach zu handeln. Sie ist das oberste Erkenntnisvermögen und unabdingbar für die geistige Reflektion.

Wenn nun aber der Anspruch auf Würde an bestimmte Fähigkeiten geknüpft wird, kann das für Menschen, die nicht über diese Fähigkeiten verfügen, fatale Folgen haben. Denn mit dem Absprechen der Würde droht ihnen der Verlust schützender Grundrechte. Neben der Diskussion um den Status von Embryonen gilt diese Bedrohung gerade für Menschen mit Demenz, wenn sie aufgrund ihrer schwindenden Fähigkeit zur geistigen Reflektion aus dem Kreis der Schutzwürdigen hinausdefiniert werden.

So macht es der australische Philosoph Peter Singer,

den Fuchs am Anfang seines Vortrags erwähnte, zur Bedingung für das Person-Sein, dass ein Mensch oder auch Tier sich seiner selbst in einem zeitlichen Kontinuum bewusst ist. Ein Mensch, der dazu nicht in der Lage ist, hat im Zweifelsfall schlechte Karten. In Peter Singers *Praktischer Ethik* heißt es dazu: »[E]s ist schwer einzusehen, warum man solche menschlichen Wesen am Leben erhalten sollte, wenn ihr Leben insgesamt elend ist.«

Singer, dessen eigene Mutter von Alzheimer-Demenz betroffen war und von dessen jüdischen Großeltern drei in Konzentrationslagern der Nazis umkamen, wird gerade in Deutschland und Österreich immer wieder vorgeworfen, ein Wegbereiter der Euthanasie zu sein, wogegen er sich verwehrt. Die Freiburger Philosophieprofessorin Regine Kather zeigt in ihrem Buch *Person – Die Begründung menschlicher Identität*, dass Singers Theorie keinesfalls »als die überspitzte Position eines Außenseiters« eingeordnet werden sollte. Seine Argumentation wird auch in Deutschland »von etlichen namhaften Philosophen, und Naturwissenschaftlern, von Juristen, Politikern und sogar Theologen, mehr oder weniger deutlich und mehr oder weniger modifiziert, vertreten«. Kather weist darauf hin, dass sich selbst Bundestagsabgeordnete Singers Ansätze zu eigen machten, als über die Freigabe der Forschung mit embryonalen Stammzellen diskutiert wurde.

In Deutschland ist es die Aufgabe des Bundesverfassungsgerichts, über die Einhaltung des Grundgesetzes und damit über die Achtung der Menschenwürde zu wachen. Laut dem Gericht ist mit Menschenwürde jener Wert- und Achtungsanspruch gemeint, der dem Menschen kraft seines Menschseins zukommt, unabhängig von seinen Eigenschaften, seinem körperlichen oder geistigen Zustand, seinen Leistungen oder seinem sozialen Status. Obwohl das recht eindeutig klingt, erregte 2003 die Kommentierung des Artikel 1 des Grundgesetzes durch Matthias Herdegen, den Direktor des Instituts für Öffentliches Recht an der Rheinischen Friedrich-Wilhelms-Universität Bonn, Aufsehen, in der dieser die Ansicht vertritt: »Trotz des kategorialen Würdeanspruchs aller Menschen sind Art und Maß des Würdeschutzes für Differenzierungen durchaus offen, die den konkreten Umständen Rechnung tragen.« 2004 brachte der Staatsrechtler Hans-Jürgen Papier, damals Präsident des Verfassungsgerichts, die Flexibilität des Würdebegriffs dann folgendermaßen auf den Punkt: »Der Begriff Menschenwürde ist natürlich interpretationsfähig und -bedürftig, und in diese Interpretation fließt auch der gesellschaftliche Wandel ein.«

Kurzum: Die Würde des Menschen scheint nicht ganz so unantastbar, wie man es sich vielleicht wünschen würde.
– Reicht das Leibgedächtnis aus, um einem Menschen seinen Personenstatus zuzusprechen?

Fuchs holt tief Luft.
– Wenn wir den Personenstatus nur an die höchsten personalen Fähigkeiten wie Rationalität und Selbstreflektion knüpfen und gewisse Menschen aus dem Personenkreis ausschließen, weil sie nicht mehr über diese Fähigkeiten verfügen, dann geraten wir auf die schiefe Bahn.

Er nimmt einen Schluck von seinem garantiert kalten Cappuccino.
– Wir vergessen dann, dass es eine elementarere Ebene gibt, auf der wir schon als Personen miteinander umgehen. Und das ist die Wahrnehmung des Anderen als unseresgleichen, die Wahrnehmung des Anderen als ein Lebewesen, das uns auf einer emotionalen, leiblichen, zwischenleiblichen Ebene ähnlich und mit uns verbunden ist. Ein menschliches Wesen, das unsere Achtung und unsere Anerkennung aufruft, unabhängig davon, wie weit sein Selbstbewusstsein gediehen ist und wie weit sein autobiografisches Wissen reicht.

Fuchs betont die elementare Ebene, dass ein Mensch in

Gemeinschaft von Menschen geboren und dadurch »unseresgleichen« ist, womit er Anrecht auf Achtung und Schutz hat. Menschen können unterschiedlich entwickelt sein, was aber keine Abstufung ihres Status als Person bedeuten darf.
– Die Würde, die in den besonderen Situationen menschlicher Freiheit liegt, wenn es etwa darum geht, sich in einer aussichtslosen Situation zu behaupten oder sich unter Lebensgefahr für andere Menschen einzusetzen, ist ein potenzieller Leitstern dafür, was Menschsein ausmachen kann. Das darf aber nicht zur Richtschnur genommen werden, wenn es um die Frage geht, worin Menschenwürde und Person-Sein bestehen. Personen sind wir in einem grundlegenden Sinne bereits dann, wenn wir miteinander als unseresgleichen umgehen.
So gesehen, erkennt man die Würde eines Menschen an, wenn man ihm, so Fuchs, als meinesgleichen, oder, mit anderen Worten, »auf Augenhöhe« begegnet.

Fuchs muss zum nächsten Termin. Ich hab eine letzte Frage. Sie bezieht sich auf ein Zitat aus einem seiner Aufsätze. »Das implizite Gedächtnis vergegenwärtigt die Vergangenheit nicht, sondern enthält sie latent, als gegenwärtig wirksame Erfahrung in sich. Es ist unsere gelebte Vergangenheit.« An anderer Stelle heißt es: »Das Gedächtnis des Leibes vermittelt die eigentliche, lebendige Gegenwart der Vergangenheit.«
– Heißt das, »alles ist jetzt«?
Mein Trostgedanke zum Leben mit Demenz. Fuchs lächelt.
– Ja, in diesem Sinn könnte man sagen, »alles ist jetzt«: Ich bin die Gesamtheit all der Prozesse und Erfahrungen, die mich zu dem gemacht haben, was ich jetzt bin. Das alles enthalte ich in mir. Immer, wenn ich etwas wahrnehme, nehme ich alles Ähnliche, was ich in dieser Weise schon wahrgenommen habe, mit wahr. Immer, wenn ich mit etwas handelnd umgehe, steckt darin die

Summe aller früheren Erfahrungen mit dem jeweiligen Gegenstand.
All das, sagt Fuchs, ist grundsätzlich immer mit präsent, ich muss mich nicht daran erinnern.
– So wie ein Baum im Grunde ja immer auch noch sein Keim ist. Sein Wachsen steht für eine fortwährende Transformation, die aber alle früheren Stadien noch in sich enthält. Der Baum fängt ja nicht irgendwann an, alles abzubauen und ein ganz anderer Baum zu werden. Er ist im Grunde immer noch derselbe wie als Keim. Das Ganze seines Wachstumsprozesses ist in seiner Gegenwart mit enthalten. Und so sind wir auf dieser Ebene auch. Wir wachsen, und das Ganze unseres gelebten Lebens ist im jetzigen Moment enthalten. Wir sind, was wir gelebt haben.

Was nebenbei, und zumindest da sind Pohl und Fuchs sich einig, auch bedeutet, dass nichts, was wahrgenommen worden ist, umsonst wahrgenommen worden sein wird.

Erinnerungen XII

»Und wie hast du Vater kennengelernt?«

»Den hab ich auf einem Schlussball kennengelernt. Das war aber nicht mein Schlussball. In Hohenlimburg war ja sonst nichts los. Aber es gab diese Tanzschule Brinkmann mit ihren Kursen mit Mittelball und Abschlussball. Da konnte man aber auch so hingehen, um zu tanzen. Da habe ich den kennengelernt.«

»War das dein erster Freund?«

»Ja. Ich kannte andere Jungs, aber nicht näher. Der war schon mein erster Freund, und dann haben wir uns getroffen, unten an der Mauer. Da konnte ich vom Klofenster aus hingucken, und dann war er da, und dann bin ich da hingegangen. Und da sind wir am Schloss spazieren gegangen und so was. Da haben wir uns gesiezt! ›Wie alt sind Sie?‹ – ›Ich bin siebzehn. Wie alt sind Sie denn?‹ – ›Ich bin neunzehn.‹

Ach, meine Zeit, da fing das an. Und dann sind wir anfangs immer nur mit seinen Freunden zusammen gewesen. Die hatten dann mal 'ne Freundin, und das wurde dann immer mehr. Wir wollten natürlich ein Auto haben. Da haben wir uns auch harte Jahre angetan. Das würde sich heute kein Mensch mehr antun. Jeden Pfennig haben wir gespart. Immer, wenn ich Geld gekriegt hatte, sind wir in die Schlosswirtschaft gegangen. Da gab es Schinkenschnittchen für eine Mark achtzig. Schinkenschnittchen und eine Cola waren dann zwei fünfzig. Und dann habe einmal ich bezahlt, und einmal hat er bezahlt. Und ...«

Mascha brabbelt.

»... sonst haben wir alles gespart. Wir sind auch zu seiner Oma. Die hatte einen Fernseher. Und das war was Besonderes, da hatten vielleicht hundert Leute in Hohenlimburg einen Fernseher.«

Mascha wird lauter.

»Und dann sind wir da samstagsabends zu Fuß hin und haben Die Familie Schöllermann *gesehen. Das war ganz toll. Da war man auch nicht verwöhnt oder kritisch. Das fand man einfach gut.«*

Alltage

Meine Mutter sitzt in einem bequemen Sessel auf dem Gang des Altenheims. Ihre Beine liegen in eine weiche Decke gewickelt auf einem Stuhl. Sie ist eingenickt und reagiert nicht auf mein »Hallo«, nicht auf meine Berührungen, nicht auf mein Streicheln. Ihre Hände sind warm. Sie wirkt entspannt. Wo immer sie in ihren Gedanken, Träumen, Halluzinationen oder was auch immer ist ..., vielleicht sollte ich sie dort lassen. Habe ich überhaupt ein Recht, sie aus ihrer anderen Welt herauszuholen, selbst wenn ich um 4.20 Uhr in Berlin aufgestanden bin, um einen Zug um 5.09 Uhr zu nehmen, damit ich den Vormittag mit meiner Mutter verbringen kann? Vier Stunden im Zug, schwankend zwischen Vorfreude und Angst vor der Begegnung, vor der Realisierung neuer Verluste, der Hilflosigkeit, der Distanz, die immer wieder und auch jetzt da ist.

Irgendwann öffnet sie die Augen. Ich lächle sie an.
– Ich bin es, Jörn!
Ihr Blick ist fragend, sie erkennt mich nicht.
– Dein Sohn!
Sie schaut überrascht, verwundert, amüsiert. Da erlaubt sich wohl einer einen kleinen Scherz. Dieser Mann mit den angegrauten Schläfen ist doch ein Erwachsener und nicht ihr kleiner Sohn. Sie lächelt und schließt die Augen wieder.

Auch solche Tage gibt es. Eine Verständigung scheint kaum möglich. Auf keine meiner Fragen gibt es eine annähernd sinnvolle Antwort. Sie ist zum Glück gut gelaunt. Doch sie halluziniert, reibt ununterbrochen den Zipfel ihrer Jacke an der Hose. Wer sie nicht kennt, würde wohl denken, sie sei verrückt. Ich nehme sie immer wieder in den Arm, streichle ihre Hand. Sie lässt es geschehen. Ich bilde mir ein, sie genießt es. Mehr ist nicht für heute und nicht für morgen, nicht für die nächsten drei Wochen, bis ich wieder hierher komme. Vielleicht ist dann mehr Begegnung möglich. Oder verstehe ich sie nur nicht? Sicher verstehe ich sie nicht.

Ich kann nur respektieren, was sie macht und was sie nicht macht. Das ist ihr Recht. Sie kann und soll tun, was sie will, was ihr Zufriedenheit bereitet. Vielleicht sogar Glück. Anspruch auf Würde bedeutet auch Recht auf Selbstbestimmung, vielleicht sogar selbstbestimmtes Glück. Meine Erwartungen und Ansprüche bringen uns hier und jetzt auf jeden Fall nicht weiter.

Ein paar Tage später bekomme ich eine Mail von Markus Kübler. Im Rahmen eines standardisierten Beobachtungsverfahrens für Menschen mit Demenz, das auf Tom Kitwoods Ansatz der personenzentrierten Pflege basiert, hat sich Kübler einen Vormittag lang mit meiner Mutter und ihrer Umgebung beschäftigt. Dieses »Dementia Care Mapping« soll die Pflegequalität messen, wenn konkrete Befragungen der Betroffenen nicht mehr möglich sind. Es basiert auf detaillierten Beobachtungen, die über mehrere Stunden protokolliert und anschließend ausgewertet werden.

So befindet sich im Anhang von Küblers Mail das Protokoll eines normalen Vormittags im Wohnbereich meiner Mutter. Auch wenn mir nicht ganz klar ist, wie objektiv ein Verfahren sein kann, das auf mitfühlender Beobachtung beruht, freut es mich zu lesen, was Kübler festgehalten hat. Bevor er zusammenfasst, dass es meiner Mutter an besagtem Morgen »relativ gut geht«, beschreibt er, wie sie eine Massage genießt, »die ihr sichtlich Freude bereitet«, dass ihr mit einer Pflegerin eine »verbale Kommunikation gelingt« und wie meine Mutter »zwischendurch das Geschehen an anderen Tischen beobachtet« und einen »entspannten und freundlichen Gesichtsausdruck hat«.

Drei Wochen später erkennt sie mich auf Anhieb.
– Hallo Jörn, wie schön, dass du da bist.
Wir umarmen uns lange. Wie zerbrechlich sie geworden ist.

Dann probieren wir neue Schuhe an. Besser gesagt, sie probiert sie an. Ich helfe ihr nur, sie anzuziehen. Es sind sportliche Freizeitschuhe mit einem praktischen Klettverschluss. Ihre Begeisterung ist mäßig, und ich rede die Schuhe schön, zumindest schöner, als sie sind. Das ist das dritte Paar, das ich ihr ins Heim bringe. Gestern erst habe sie sich selbst ein Paar gekauft, bemerkt sie. Eine Pflegerin kommt herein und sagt »Schöne Schuhe«. Ich bin dankbar, und meine Mutter ist bereit, die Neuerwerbung zu behalten.

Die Pflegerin ist frisch ausgebildet, jung und sie hat etwas sehr schönes Strahlendes. Bei einer praktischen Zwischenprüfung hat sie schon einmal ihre Fähigkeiten bei der Betreuung meiner Mutter unter Beweis gestellt. Ich gratuliere ihr zur bestandenen Abschlussprüfung und zur Festanstellung und möchte wissen, warum sie diesen Beruf gewählt hat. Sie erzählt von ihren vielen Praktika und einem Freiwilligen Sozialen Jahr in einem Altenheim, das sie gemacht habe, um sich selbst zu testen. Danach wusste sie, dass das der richtige Beruf für sie sei, weil es ihr um die Menschen und die Beziehung zu ihnen geht. Ich denke an die prophezeite Pflegekrise, die wenig attraktiven Arbeitsbedingungen, fehlende Karrierechancen in einem Berufsfeld, das in der Öffentlichkeit immer wieder mit der Aufdeckung von Missständen verknüpft wird, und falle innerlich vor diesem Engel auf die Knie. Ja, solche Menschen gibt es. Sicher öfter, als man denkt.

– Was machen deine Erinnerungen, Mama?
– Da kannst du auch gern mitmachen.
Wo liegt jetzt das Problem? Ohren oder Geist?
– Deine Erinnerungen?! Was machen deine Erinnerungen?

— Ganz gut.

Sie fragt, wie sie zur Vorlesung kommt. Kein Problem, sage ich und mir fällt auf, dass ich auf diese Fragen mittlerweile immer »kein Problem« sage. Dann erkläre ich ihr, dass sie einfach den Gang entlanggehen müsse. Ich frage noch, ob sie überhaupt Lust auf »diese Vorlesungen« habe. »Ja, schon«, sagt sie. Ihr Gesicht verrät mir eindeutig, dass dem nicht so ist, dass sie es aber nicht zugeben will. Meine Mutter schwindelt mich wegen irgendwelcher Vorlesungen an, die sie sich einbildet. Ich muss lachen. Auch wenn der Boden ganz schön wackelt, scheint da noch eine Menge zu funktionieren.

Dann will sie wissen, ob ich sie zur Bahn bringe, ob ich den Koffer schon hochgeholt hätte. Alles kein Problem, versichere ich ihr und frage zwischendurch:
— Wie geht es dir?
— Gut, aber auch schön, dass die Zeit hier bald vorbei ist.
— Die Zeit ist hier bald vorbei?
— Wer will denn schon ewig im Krankenhaus bleiben.
— Ach so.

Dann halluziniert sie ganz offensichtlich, und ich schlage einen kleinen Spaziergang auf dem Gang vor. Den kalten Regen draußen möchte ich ihr nicht zumuten. Sie braucht zur Unterstützung lediglich meine Hand, nicht den Arm, und schon gar nicht den Rollator. Nur die Kurven überfordern sie ein wenig. Eine Pflegerin und ein anderer Besucher sprechen sie an, sagen, dass meine Mutter sich immer so freue, wenn einer ihrer Söhne da sei, und dass sie sonst nicht so gut laufen würde. Das ist nett, aber ich denke, dass ich öfter hier sein sollte und ringe mit Mühe das schlechte Gewissen nieder.

Wir setzen uns zur Erholung auf eines der Sofas im Gang. Ich halte meine Mutter im Arm und komme mit dem Ehemann einer anderen Bewohnerin ins Gespräch. Er ist jeden Tag viele Stunden hier und kümmert sich mit einer

Geduld um seine Frau, die mir von einem anderen Stern oder doch zumindest aus einer anderen Generation zu kommen scheint. Seine Frau erlebe ich meist als teilnahmslos, sie redet nie, gibt nur hin und wieder Laute von sich, die ihr Mann zu deuten weiß. Ich erlaube mir die Frage nach ihrer Diagnose.

»Alzheimer«, sagt der Mann. Ich habe das Gefühl, in die Zukunft meiner Mutter zu schauen, bin aber zu meiner eigenen Überraschung nicht wirklich erschrocken.

Die Frau lebt seit sechs Jahren hier, die sechs Jahre davor pflegte ihr Mann sie allein zu Hause. Als er dann, nicht zuletzt wegen des Dauerstresses, mit akuten Magen- und Gallenproblemen vom Notarzt ins Krankenhaus gebracht werden musste, brach das Konstrukt zusammen. Die Söhne, die für den Vater einspringen sollten, wurden von der Mutter für Einbrecher gehalten und mit dem Messer bedroht. Das Vormundschaftsgericht ordnete die Einweisung ins Heim an. Seitdem ist sie hier, und das fürs Alter angesparte Geld geht für die Pflege drauf. Zwei Jahre hätte er es auch noch zu Hause geschafft, sagt der Mann. Ich bin mir sicher, dass er recht hat. Er hätte gegen den Gerichtsbescheid klagen müssen. Dazu fehlte die Kraft.

Dann gibt es Abendessen – Tee, belegte Brote, überbackenen Toast und eine gezielte leckere Kalorienbombe, die ich nicht genau identifizieren kann. Ein gutes Dutzend Heimbewohner speist, isst oder stopft etwas in sich hinein. Freundliche, selbstbewusste Gesichter. Einige müssen von den Pflegerinnen gefüttert werden. Einige sind von keiner erkennbaren Einschränkung geplagt und kommen in ihrem Tempo bestens allein klar. Meine Mutter ist so ein Zwischenfall. Wenn man ihr mehrmals alles zeigt und gut sichtbar hinlegt, braucht sie keine weitere Hilfe. Sie hat Appetit, schön. Ihre Unruhe verbraucht, so habe ich es gelesen, viele Kalorien.

Ein älterer Herr mit Jackett und korrekt gebundener

Krawatte steht gesättigt auf und lässt sich von der Pflegerin, nicht zum ersten Mal, den Weg zu seinem Zimmer erklären. »Nummer 318 auf der linken Seite, immer den Gang lang, an der Tür steht ihr Name.« Dankend geht er in die angesagte Richtung und kommt auch nicht wieder. Bald wird er hundert Jahre alt.

Einer anderen Frau fehlen immer mehr Worte der deutschen Sprache. Sie ist in einem anderen Land aufgewachsen, hat Deutsch erst später gelernt und verliert es mit ihrer Demenz nun schneller. Ein Phänomen, das mittlerweile eine gesellschaftliche Dimension erreicht, weil es so viele alternde Migranten betrifft, für die sehr oft Pflegekräfte mit entsprechenden Sprachkenntnissen fehlen.

Meine Mutter versucht derweil, mit einem Löffel ein Tischtuch zu zerschneiden. Wir gehen in ihr Zimmer. Ich führe sie zu ihrem Sessel und massiere ihre dauerverspannte Oberschenkelmuskulatur. Sie hat die Augen geschlossen und schnurrt und summt und schlägt dann vor, gemeinsam zu singen. Da ist sie mir mal wieder nicht nur bei der Textsicherheit um Längen voraus.

Ein sehr schöner Tagesausklang. Meine Mutter genießt die Massage, sagt von sich aus, wie schön das ist und was »das doch für ein lieber Kerl« sei. Als ich, nicht ganz frei von Eitelkeit, frage, wen genau sie denn meine, hat sie es allerdings schon wieder vergessen.

»Kein Schirm für alle«
Der Philosoph Michael Quante

Auf einer anderen Veranstaltung des Ethikrates, die nichts mit dem Thema Demenz zu tun hat, lerne ich Michael Quante kennen. Quante ist Professor der Philosophie in Münster, fünfzig Jahre alt und ein eher bodenständiger Typ. Nach seinen Vorstellungen kommt Menschen mit schwerer Demenz kein umfassender Personen-Status zu, weil ihnen vor allem im fortgeschrittenen Stadium »ein ausreichendes Maß an Rationalität, Zeitbewusstsein und die Fähigkeit, an sozialer Interaktion teilzunehmen«, fehlen. In Bezug auf die Menschenwürde schreibt Quante in seinem 2010 erschienenen Buch *Menschenwürde und personale Autonomie*: »Es ist die Fähigkeit zu einem autonomen, in eigener ethischer Orientierung geführten Leben als menschliche Personen, die wir durch den Begriff der Menschenwürde anzeigen und aus der sich das Verbot einer vollständigen Instrumentalisierung und die Unveräußerlichkeit der Menschenwürde ergibt.« Demnach hätte meine Mutter keinen Anspruch auf Menschenwürde. Michael Quante ist da offensichtlich anderer Meinung als Thomas Fuchs.

Da sich der Abend beim Ethikrat etwas in die Länge zieht, verschieben wir ein für das Ende der Veranstaltung geplantes Gespräch auf ein Telefonat ein paar Tage später. Am Anfang erwähnt Quante, dass es auch in seiner Familie Menschen mit Demenz gab. Dann kommen wir zur Philosophie. Für Quante kann »die biologische Artzugehörigkeit als kleinster gemeinsamer Nenner nicht die alleinige Grundlage für einen moralischen Status sein«. Damit er nicht inhaltsleer bleibt, braucht man für die Begründung eines solchen Wertes Kriterien, auch wenn damit »be-

stimmte Menschen und Menschen in bestimmten Zuständen« ausgeschlossen werden. Ihnen könnte, so Quante, keine Menschenwürde, »sondern einfach Würde zukommen«, mit »moralischen Ansprüchen etwas anderer Art«.
– Was immer ein schwerwiegendes Problem bleibt, ist das Recht auf Leben.

Er bringt es auf den Punkt, um den es letztlich geht.
– Menschen ohne Personenstatus unter bestimmten Bedingungen wie etwa der Vermeidung von schwerem Leid zu töten, wie es Peter Singer zur Diskussion stellt, ist ethisch vertretbar. Sie ohne schwerwiegende Gründe oder gegen ihren eigenen Willen umzubringen, ist dagegen eindeutig eine Menschenrechtsverletzung. Auch mit menschlichen Nicht-Personen darf man bestimmte Dinge nicht tun.

Bei den »menschlichen Nicht-Personen« muss ich kurz schlucken und hake nach.
– Aber mit so einer Würde zweiter Klasse öffnet man gewissen Entwicklungen oder zumindest schwierigen Diskussionen Tür und Tor. Das kann zu Definitionen führen, die im extremsten Fall dann doch das Lebensrecht betreffen oder mit denen gravierende Abstriche bei der Qualität der Pflege begründet werden.
– Da würde ich widersprechen.
– Ja, gerne.
– Nicht an der Stelle, dass wir schwierigen Diskussionen Tür und Tor öffnen. Das tun wir. Aber wir leben doch in einer Welt der Knappheit, oder?
– Ja.
– Das heißt, Sie kommen jetzt ständig in den Konflikt, den man als »Lifeboat-Szenario« bezeichnet. Sagen wir, in einem Rettungsboot sitzen fünf Menschen, die sind klarerweise Träger der Menschenwürde. Die Zeit wird eng, Sie können nur zwei der fünf retten. Was hilft es Ihnen, jetzt zu sagen, dass sie alle denselben Status haben?

— Gerechtigkeit. Jeder hätte die gleichen Chancen.
Ich gehe dabei davon aus, dass jeder Mensch das gleiche Recht auf Leben hat. Weyma Lübbe, eine hoch angesehene Kollegin Quantes aus Regensburg, sagte dazu: »Wenn man mit den Rechtsansprüchen in eine Knappheitslage gerät, in der sie nicht alle erfüllt werden können, dann muss man die Ansprüche eben auf gerechte Weise umdefinieren.« Mit anderen Worten: Wenn es eng oder knapp wird, müssen wir zusammenrücken und teilen, aber nicht die Schwachen über Bord werfen. Und wenn es wie in so einem konstruierten Rettungsbootszenario gar nicht mehr anders geht, muss jedem die gleiche Chance auf sein Überleben eingeräumt werden.

— Sie können aber trotzdem nur zwei retten. Die Knappheit zwingt Sie zu einer Entscheidung. Dann können Sie sagen, sie sind aber alle gleichberechtigt, also muss ich jetzt würfeln. Okay?
— Ja.
— Und jetzt sage ich Ihnen, in diesem Boot, da liegen ein Reagenzglas mit einer befruchteten Eizelle, ein irreversibel Komatöser, ein normal entwickeltes 17-jähriges Mädchen, ein gesunder Junge im selben Alter und ein 88-Jähriger.
— Kann der 88-Jährige dazu noch dement sein?

Wenn schon, denn schon.

— Von mir aus, ja. Aber Sie können nur zwei retten. Sagen Sie mir, wen Sie retten würden. Rein intuitiv.

Fangfrage, klar. Und ich bin überrascht, dass ein Philosoph an meine sicher nicht immer reflektierte Intuition appelliert.

— Schwierig. Ähm ... Das Reagenzglas und den Komatösen würde ich eventuell an das Ende der Liste setzen.
— Gut.
— Die anderen nicht, glaube ich.

Ganz wohl ist mir dabei nicht. Ich habe ein schlechtes Ge-

wissen, weil ich dem Komapatienten die Rote Karte gezeigt habe. Auch um den Inhalt des Reagenzglases tut es mir leid. Dass ich dem Alten mit Demenz die gleichen Rechte und in diesem Fall Loschancen zubillige wie den beiden Jungen, überzeugt Quante allerdings nicht.
— Diese Überlegungen helfen Ihnen jetzt nicht mehr weiter. Sie können nur zwei retten, nicht alle fünf. Was ich sagen will: Unter solchen Knappheitsbedingungen kommen Sie um diese harten Entscheidungen gar nicht herum. Wenn Sie in dieser Situation überall das Etikett »Menschenwürde« draufkleben wollen, können Sie das natürlich tun. Dann müssen Sie aber trotzdem noch entscheiden, wer gerettet werden soll. Oder Sie sagen: Lotterie. Das wäre konsequent. Aber Sie sagen ja schon, dass Sie die befruchtete Eizelle nicht retten. Und den Wachkomapatienten auch nicht, so leid es Ihnen tut. Verstehen Sie?
— Ja, ich versteh das.
— Wir müssen uns doch überlegen, mit welchen ethischen Kriterien wir das rechtfertigen können, anstatt einfach nur eine Münze zu werfen, egal welche Folgen das hat. Es sei denn, Sie stecken alles Geld der Welt in die Gesundheitsversorgung und verhindern die Knappheit, dann haben Sie nicht dieses Problem, müssen dafür aber vermutlich massiv in die Freiheit aller Menschen eingreifen, um die nötigen Mittel bereitstellen zu können.

Da ich aber nicht alles Geld der Welt in die Gesundheitsversorgung stecken kann, habe ich ein Problem. Ich frage weiter.

— Wenn Sie jetzt die beiden jungen Menschen und den alten Herrn mit Demenz haben, dann würden Sie den dreien nicht die gleichen Loschancen einräumen, oder?
— Nein, würde ich nicht. Ich glaube auch, dass wir uns keinen Gefallen tun, wenn wir mit dem Begriff »Menschenwürde« auf eine Weise operieren, die keiner rationalen

Prüfung standhält und diese schmerzlichen Fragen einfach nur verschleiert. Ich kann gut nachvollziehen, dass man diese Rhetorik der Menschenwürde behalten möchte, damit ja niemand auf die Idee kommt, da etwas infrage zu stellen. Aber dann erhalten Sie ein Menschenwürde-Prinzip, das Ihnen nicht weiterhilft.
— Aber wenn Sie dem 88-jährigen Dementen nicht ganz dieselben Chancen einräumen wie den beiden jungen Menschen, die in der Blüte ihres Lebens stehen, nach welchen Kriterien werten Sie da das eine auf und das andere ab?

Quante sagt, dass er darauf zurzeit noch keine Antwort hat und dass er in den nächsten Jahren eine philosophisch überzeugende Konzeption der Verteilungsgerechtigkeit ausarbeiten wolle. Trotzdem möchte ich noch etwas klarstellen:
— Wenn Sie mit einem abgestuften Würdebegriff argumentieren, kann das im Extremfall auch das Lebensrecht infrage stellen, oder?
— Das stimmt, gilt aber beispielsweise in Notwehrsituationen auch jetzt schon. Was ich in diesem Kontext ganz wichtig finde, ist das Prinzip der Solidarität. Solidarität mit dem fragilen, störanfälligen menschlichen Leben. Das finde ich viel zentraler. Ich will, dass mit Menschen in Altenheimen vernünftig umgegangen wird — aus Solidarität. Das ist für mich ein ganz starkes Motiv.

Quante weicht aus, weiß er aber selbst.
— Ich umgehe die Alternativen, in die Sie mich treiben wollen. Das ist für Sie wohl unbefriedigend.
— Ein bisschen schon, ja.
— Bei solchen Entscheidungen müssen Sie abwägen und vergleichen. Das liegt im Wesen des Verteilens. Da kommen Sie nicht drum herum. Und da hilft Ihnen die Rede von der Einzigartigkeit eines jeden Individuums nicht weiter.

– Weiß ich noch nicht.
– Dann müssen Sie sagen, dass Schluss mit der Knappheit sein muss.
– Kann ich jetzt auch nicht sagen.

Obwohl sich manche Knappheit natürlich vermeiden oder mindern ließe, wenn die Ressourcen anders verteilt würden. Die Frage ist wohl, mit wie viel Druck oder Zwang das geschieht. Für Quante scheint das der Knackpunkt zu sein.

– Denn zur Beseitigung der Knappheit müssten Sie die Menschenrechte und Menschenwürde der anderen einschränken, weil sie die Ressourcen radikal umverteilen und in die Lebensentwürfe vieler Menschen massiv eingreifen müssten. Diese Rechnung geht deshalb leider nicht auf.

Das Gespräch wirkt noch lange nach. Quante will Menschen mit Demenz nicht als vollwertige Träger der Menschenwürde anerkennen. Damit steht er sicher nicht allein. Ihm ist auch bewusst, dass er im Zweifelsfall ihren Anspruch auf würdevolle Behandlung infrage stellt. Wenn es in den anstehenden Verteilungsdebatten ums Geld geht, ist das eine volkswirtschaftlich attraktive Position, die für die Betroffenen zu einem ernsten Problem werden kann. Quante, immerhin amtierender Präsident der Deutschen Gesellschaft für Philosophie, öffnet einer Diskussion die Tür, die ich als Sohn einer Mutter mit Demenz lieber geschlossen sehen würde. Deswegen ist es mir auch kaum möglich, »unbefangen« über diese Fragen nachzudenken. Allerdings bin ich mir alles andere als sicher, ob Unbefangenheit in diesen Fragen überhaupt mein Ziel sein sollte.

Natürlich ist mir die philosophische Perspektive, die Thomas Fuchs auf die Frage nach der Würde eines Menschen mit Demenz einleuchtend erläutert hat, näher. Doch diese Position ist, selbst wenn ich es mir anders wünschen würde, offensichtlich alles andere als unumstritten.

Erinnerungen XIII

»Wie kam es zu der Entscheidung zu heiraten?«

»Och ... Das war eigentlich selbstverständlich. So nach einer Zeit war das einfach so. Wir haben immer gesagt: ›Ach, wenn wir mal Kinder haben oder wenn wir mal heiraten ...‹«

Mascha fängt an zu quäken.

»Och, Mäusken, bist du nicht im Mittelpunkt, bist du gar nicht im Mittelpunkt, was ... Och ... Och, na soll sie heulen oder soll sie lachen? Willst du zu Oma? Komm mal hierhin. Da lacht sie doch schon. Ach ja, ach ja, mein kleines Mäuselchen ...«

Mascha hört auf zu quäken.

»Eigentlich haben wir alles selbst entscheiden müssen, weil wir für uns so alleine waren.

Dann haben wir ja erst mal 'ne Garage gebaut, bevor wir das Auto kauften. Das Auto hatten wir aber schon bestellt. Und als wir unser Haus bauten, musste die Garage wieder abgerissen werden. Da war dein Bruder drei Jahre und ganz entsetzt, als die dann umfiel.«

Mascha jammert.

»Och, hast du noch ein Bäuerchen gemacht? Jo. Und ist die Buchse auch voll? Ne, das hast du doch schon.«

Mascha hört wieder auf zu jammern.

»Und so haben wir uns nach und nach hochgehangelt. Als wir heirateten, war ich dreiundzwanzig, da kannten wir uns schon sechs Jahre. Ach ja, verlobt haben wir uns auch. Das haben wir zu Hause bei uns im Wohnzimmer gefeiert, aber auch ziemlich einfach. Aber da war die Familie eingeladen, und da gab es Geschenke. Und ich weiß noch, Oma Bertha hat uns fünfzig Mark geschenkt. Das war umwerfend viel Geld. Die war großzügig.«

Mascha schreit.

»Ach, die ist ja müde, die kleine Schnuckeltriene. Die ist ja müde, die kleine Schnuckelsche. Haben wir denn nichts zu ... Schau mal hier, das schöne, gute Tuch.«
Stille.
»Wir wohnten dann bei Karls Mutter im Haus. Da hatten wir zwei ganz schöne Zimmer. Aber eben nur zwei ganz schöne Zimmer und ein Klo im Keller, wie das halt bei Oma war. Und kein Badezimmer. Und ja, was nun? Und dann habe ich weiter bei Hoesch gearbeitet. Und er hat die Stelle gewechselt. Und da ging es aufwärts mit ihm. Der kam gut an. Die haben uns zur Hochzeit ein Frühstücksgeschirr geschenkt. Das weiß ich noch. Und das gefiel ihm da, und er fühlte sich wohl. Ja, und was nun? Da war dein Bruder unterwegs, und da saßen wir ohne Badezimmer.«
Mascha schreit wieder.

Meine Mutter klatscht nicht mehr

Ich leiste meiner Mutter Gesellschaft beim Frühstück. Sie legt sich eine Wurstscheibe auf ein Brötchen mit Marmelade. Ich lege sie wieder weg. Meine Mutter widerspricht:
– Ich kann das aber essen.
»Selbstbestimmung«, denke ich und lege die Wurst zurück auf das Marmeladenbrötchen. Sie beißt hinein und spuckt die Wurst aus. Das ist dann wohl »Selbsterfahrung«, allerdings wird sie die bald wieder vergessen haben. Später helfe ich ihr, das heißt, ich füttere sie. Ein Geduldsspiel, das mich an die Babyjahre meiner Tochter erinnert.

Nach dem Frühstück spielt sie mit einer kleinen Saftpfütze, die sie in einem großen Schwung über den Tisch verteilt.
– Mama, was machst du da?
Ohne mich anzuschauen, schiebt sie etwas Saft von der linken auf die rechte Tischhälfte.
– Ich will meine Kreativität ausleben.
Da keine irreparablen Schäden am Mobiliar zu befürchten sind ... Warum nicht?
– Wie würdest du dich beschreiben?
– Abenteuerlich.
– Magst du Abenteuer?
– Wenn sie gut ausgehen.
Eine Pflegerin kommt herein, bringt frisch gewaschene Wäsche und erzählt von Ausflügen meiner Mutter in fremde Zimmer. Wenn sie »erwischt« werde, würde sie lächeln und fast ein wenig stolz aussehen. Ich lache, meine Mutter bleibt ernst.
– Wer war das?
Frage ich, nachdem die Pflegerin wieder gegangen ist.
– Eine Frau, die hier arbeitet.

– Und wie ist die so?
– Anhänglich, aber sehr nett.
Sie schaut eine Weile aus dem Fenster, nimmt mich plötzlich wahr, kuckt überrascht und lächelt.
– Woran denkst du?
– Wie man sich entgehen kann, wenn man älter ist.
– Wie würdest du gern älter werden?
– Dass man relativ selbstständig ist.
Es ist ein schöner Morgen, nicht nur wegen der Sonne draußen. Meine Mutter ist wach, wir können kommunizieren. Auch wenn ich nicht immer verstehe, was sie wie meint, es tut gut. Später kommt die Krankengymnastin. Meine Mutter scheint sich an die freundliche Frau zu erinnern, zumindest lächelt sie. Ihr physischer Allgemeinzustand habe sich verbessert, sagt die Krankengymnastin. Die Verkrampfungen hätten etwas nachgelassen. Die Tendenz, sich in die Embryohaltung zurückzuziehen, ist aber geblieben. Insgesamt verändert sich ihr Zustand in Wellen.

Professionell angeleitet, hebt, streckt und schwingt meine Mutter erst ihre Beine, dann die Arme im Kreis. Auf manche Aufforderungen reagiert sie erst im zweiten Anlauf oder mit Hilfestellung. Offensichtlich würde sie jetzt gern einfach einschlafen, macht aber höflich und freundlich weiterhin das, was die Krankengymnastin vorschlägt. Meine Mutter ging auch früher gern zum Turnen. Am Ende gelingt es ihr nicht mehr, in die Hände zu klatschen. Das erschreckt mich. Vielleicht fehlt ihr auch nur die Kraft, denke ich, hoffe ich.

Am nächsten Tag begrüßt sie mich im Aufenthaltsraum mit:
– Na, du alter Mann!
Recht hat sie, und ich verzichte darauf, mich zu revanchieren.
– Bist du zufrieden?
– Ja.

Sie sieht verändert aus, positiv. Ich kann es mir nicht ganz erklären, bis mir eine Pflegerin erzählt, dass am Vormittag die Hausfriseurin dagewesen ist. Meine Mutter habe danach sehr stolz ausgesehen. Das tut sie immer noch. Sie will meine Hand halten. Ihr Wunsch, schon allein, dass sie überhaupt einen hat, freut mich.

Ich helfe ihr aufzustehen. Nein, ich helfe ihr nicht. Ich ziehe sie einfach vorsichtig hoch, nehme sie am Arm, führe sie zu ihrem Rollator. Sie lässt es geschehen. Wir gehen in ihr Zimmer, setzen uns in die beiden Ledersessel und betrachten die wechselnden Familienfotos im digitalen Bilderrahmen. Meine Mutter erkennt niemanden. Nicht Mascha, nicht mich, nicht sich selbst – niemanden.

Dann will sie sich für fünfzehn Minuten aufs Bett legen. Ich helfe ihr. Auf dem Tisch steht eine Grußkarte alter Freunde, die sie kaum noch besuchen. Ein schwieriges Thema. Von zumindest einer der besten Freundinnen meiner Mutter weiß ich, dass sie die Besuche schon recht früh eingestellt hat, weil sie sie »so in Erinnerung behalten möchte, wie sie war«. Ich kann das nachvollziehen, und ich kann von niemandem erwarten, dass er sich mit dem schwierigen Schicksal meiner Mutter auseinandersetzt. Dennoch macht es mich traurig. Und es enttäuscht mich auch.

Überhaupt habe ich das bei meiner Mutter, aber auch bei meinem Vater nie wirklich verstanden: Diese »Freundschaften«, die vielleicht doch eher gute »Bekanntschaften« sind, Menschen, die sich jahrzehntelang »kennen«, die viel Zeit und auch Urlaube miteinander verbracht haben, dann aber große Schwierigkeiten damit haben, einander ihre tiefen Sorgen, ihr Leid, ihre Hilflosigkeit zumindest mitzuteilen. Ich weiß nicht, woran das liegt, denke nur, es könnte mit den Kriegs- und Nachkriegserfahrungen dieser Generation zusammenhängen, den diversen Traumatisierungen und der Überlebensmaxime, nach vorn, aber nicht zurück und nicht zu tief in sich hineinzuschauen.

Ich will und kann das nicht verurteilen, und ich war immer wieder beeindruckt von der gegenseitigen, durchaus auch selbstlosen Unterstützung, wenn es etwa um ein praktisches Problem wie Renovierungsarbeiten ging. Nach Hilfe dieser Art bräuchte ich in meinem Freundeskreis erst gar nicht zu fragen. Und doch deprimiert es mich, dass meine Eltern, von ihren jeweiligen Lebensgefährten abgesehen, nicht in der Lage waren, bei Schicksalsschlägen emotionalen Beistand zu finden. Ich glaube allerdings auch, dass sie gar nicht wirklich danach gesucht haben. Ich hoffe, dass ich das später, sollte ich in so eine Situation kommen, besser hinkriege.

Auf der vorgedruckten Grußkarte lese ich: »Ein Lächeln – es dauert nur einen Augenblick, um es jemandem zu schenken. Aber die Erinnerung hält ewig ...«. Mit »der Ewigkeit« sollte man vorsichtig sein. Obwohl, wenn es sich im Leibgedächtnis festsetzt, klappt es vielleicht. Kein Lächeln, das wahrgenommen worden ist, wird umsonst wahrgenommen worden sein.

Meine Mutter wacht auf. Ich gehe zum Bett, beuge mich über sie, lächle sie an und stelle meine fast schon obsessive Frage:
– Wer bin ich?
– Joachim.
Mein Onkel, ihr jüngerer Bruder, dem ich als Kind sehr ähnlich sah und der sich vor bald zwanzig Jahren das Leben nahm.
– Und wer bist du?
Frage ich.
– Jörn.
Ups.
– Wer bist du?
– Jörn.
– Und wie ist das so, Jörn zu sein?
– Schön.

– Das freut mich.
Tut es wirklich. Sie könnte ja auch jemand ganz anderes sein und sich dabei blöd fühlen, wenn sie schon nicht sie selbst ist.
– Aber es ist auch ein bisschen einseitig.
Fügt sie noch hinzu.
– Hmh.
Sehe ich eigentlich anders.
– Möchtest du spazieren gehen?
– Gern.
Und so ziehe ich los mit meiner Mutter, die heute Jörn ist. Später sitzen wir im Park auf einer Bank und genießen die Sonne.
– Wen möchtest du gern mal wiedersehen?
– Jan ist mein Sohn, den möchte ich gern mal wiedersehen.
– Und Jörn?
– Wir haben keinen Sören.
– Ich meine ja auch Jörn!
– Weiß ich nicht.
Das ist vielleicht so was wie der Fluch des Zweitgeborenen und Erstvergessenen. Und es ist eine schöne Lektion, sich nicht zu wichtig zu nehmen. Vielleicht ist es auch die Rache für meine permanente Fragerei. Auf jeden Fall ist es die Demenz meiner Mutter.

Über Ökonomie und die »Würde im Dunkeln«
Der Jurist Bernd von Maydell

— Man überlegt schon, wie man gepflegt werden will, und denkt dann zuerst an die Angehörigen. Aber kann man denen das wirklich zumuten?

Ich sitze im Wintergarten von Bernd von Maydell in Sankt Augustin bei Bonn. Von Maydell ist achtundsiebzig Jahre alt und erfreut sich dem äußeren Anschein nach bester Gesundheit.

— Ich habe das noch nicht entschieden, aber ich neige zu einer außerfamiliären Pflege. Ich will niemanden belasten.

Ein Suizid, sagt er, komme für ihn nicht infrage. Religiöse Überzeugungen spielen dabei, wie sonst wohl auch in seinem Leben, keine allzu große Rolle. Außerdem, sagt er mit einem kleinen Lächeln, wisse er nicht, was er durch einen Suizid vielleicht verpassen würde.

— Am Ende des Krieges war ich erst elf Jahre alt. Aber das hat mich geprägt, diese fürchterlichen Tötungen »unwerten Lebens«. Der Staat soll niemanden als unwert ansehen. Und ich selber will das, auf mich bezogen, auch nicht tun.

Das feine Lächeln ist geblieben. Seine bewusste und offene Auseinandersetzung mit einer möglichen Demenz ist eher ungewöhnlich.

— Die ganzen Zahlen machen klar, dass da ein Problem auf uns zukommt, mit dem sich die große Mehrzahl der Menschen noch nicht wirklich auseinandergesetzt hat. Das tun bisher nur einige Spezialisten aus der Theologie, der Medizin oder der Gerontologie. Für betroffene Familien ist das oft schwierig.

Von Maydell ist Jurist, emeritierter Professor am Münchner Max-Planck-Institut für ausländisches und internationales Sozialrecht und Verfasser eines für mich sehr interessanten Aufsatzes mit dem Titel »Die Erfassung der Lebensqualität demenzkranker Menschen in ihrer rechtlichen Dimension«. Für von Maydell ist es keine Frage, dass auch Menschen mit schwerer Demenz einen umfassenden Anspruch auf Würde haben. Er verweist auf das Bundesverfassungsgericht, laut dem die Menschenwürde »auch dem eigen [ist], der aufgrund seines körperlichen oder geistigen Zustands nicht sinnhaft handeln kann«. Damit sei allerdings, erklärt von Maydell, noch nichts über den Inhalt des Würdeanspruchs gesagt.
— Bei der Frage nach der Vormundschaft, wo Menschen mit Demenz öfter gehört werden müssten, macht man es sich zum Beispiel oft zu einfach. Die Frage nach den Fixierungen, wenn es darum geht zu verhindern, dass die Betroffenen ihr Heim verlassen, der Anordnung von Zwangsernährung, der Verabreichung von Psychopharmaka ... Da gibt es sicher Maßnahmen, die oft auch notwendig sind. Aber manchmal geht es eben auch zu weit. Nach welchen Kriterien da entschieden wird, kann man durchaus hinterfragen.

Nach dem Pflegebericht der Medizinischen Dienste der Krankenkassen, welche die Qualität der Pflege kontrollieren, werden rund 140 000 Pflegebedürftige zumindest zeitweise mit Gittern oder Gurten im Bett oder Rollstuhl festgehalten. Bei mehr als zehn Prozent fehlt die dafür vorgeschriebene richterliche Genehmigung, obwohl sich die Zahl dieser Bewilligungen in den letzten zehn Jahren mehr als verdoppelt hat. Dazu kommt, dass bei einer umfangreichen Stichprobe festgestellt wurde, dass bei zwanzig Prozent der Betroffenen nicht regelmäßig geprüft wird, ob die angeordneten Maßnahmen nach wie vor erforderlich sind. Alles vor dem Hintergrund, dass nach dem Stand der Wissenschaft solche freiheitseinschränkenden Maßnahmen weitgehend vermieden werden können und das letzte Mittel der Wahl sein sollten. Selbst wenn die Sicherheit der Betroffenen dabei eine große Bedeutung hat, darf das ihre Selbstbestimmung nicht grundsätzlich einschränken. In einem Urteil des Bundesgerichtshofes heißt es dazu: »Die Rechtspflichten der Pflege, einerseits die Menschenwürde und das Freiheitsrecht eines alten und kranken Menschen zu achten und andererseits sein Leben und seine körperliche Unversehrtheit zu schützen, können nicht generell, sondern nur aufgrund einer sorgfältigen Abwägung sämtlicher Umstände des jeweiligen Einzelfalls entschieden werden.«

Für eine solche Abwägung fehlt im Alltag aber oftmals die Sensibilität, das Fachwissen oder schlichtweg die Zeit. Und das betrifft sicher nicht nur die Heime. Auch in der häuslichen Pflege, die von aufopferungswilligen, aber häufig überforderten Angehörigen geleistet wird, sollte man nicht von durchweg paradiesischen Zuständen ausgehen.

Natürlich verfolgt von Maydell die öffentliche Debatte, in der die Betroffenen immer wieder als Menschen gezeigt werden, »die ihre Individualität verloren haben und die selbst von ihren engsten Angehörigen nicht mehr als die Persönlichkeit anerkannt werden, die sie einmal gewesen sind«. Und er hat auch beobachtet, »dass Zweifel entstehen, ob es sich bei Demenzkranken noch um Subjekte mit voller Rechtsfähigkeit handelt«. Anders als die Geschäftsfähigkeit beginnt die Rechtsfähigkeit nach dem gängigen Verständnis bei allen Menschen mit der vollendeten Geburt und ist Ausdruck der personalen Würde. Wobei die Rechtswissenschaften noch zwischen »natürlichen Personen«, also tatsächlichen Menschen, und »juristischen Personen« unterscheiden. Letztere sind »Personenvereinigungen« wie Stiftungen und Aktiengesellschaften oder auch Vereine. Womit sich vielleicht auch eine Lösung für Richard David Prechts Problem »Wer bin ich – und wenn ja, wie viele?« anbietet. Der Mann könnte ein Verein sein.

In den öffentlichen Diskussionen gehe es, sagt von Maydell, vor allem um die Finanzierung der Pflegeversicherung, aber nur selten um die Qualitätsstandards der Pflege. Doch gerade eine individualisierte Pflege garantiere die Würde der Menschen mit Demenz.

– Das müsste das Ziel sein, wenn man ernst nimmt, was Artikel 1 des Grundgesetzes über die Würde sagt. Wenn man das nicht tut und das infrage stellt, läuft das System anders.

Dann wäre, so von Maydell, die Würde allein vom vorhandenen Budget abhängig. Ich muss an »das Rettungsboot« von Michael Quante denken.

– Und man kann schon den Eindruck gewinnen, dass man diese Fragen nach der Würde genau deswegen gern etwas im Dunkeln lässt. Für die Organisation der Gesellschaft ist das ja einfacher und sicher auch billiger. Öffentlich sagt aber kaum jemand: »Der Demente hat keine Würde!«

In diesem Zusammenhang formulierte der Deutsche Ethikrat 2012 in der Stellungnahme »Demenz und Selbstbestimmung« eine Reihe von Empfehlungen, die auf die Verbesserung der Situation der Betroffenen, aber auch ihrer Angehörigen zielen. Im sechzehnten und letzten Punkt heißt es da unmissverständlich: »Insgesamt sollten für den Bereich der Begleitung und Versorgung von Demenzerkrankten und ihren Angehörigen mehr finanzielle Ressourcen als bisher aufgewendet werden.«

In der Stellungnahme taucht die »Menschenwürde« selbst eher am Rande auf. Allerdings ist sie die Grundlage der vorwiegend thematisierten und weniger abstrakten Selbstbestimmung. Gleichwohl stellt der Ethikrat fest, dass die Würde und die Freiheit dem Menschen von Natur aus zukommen, womit sie als »unveräußerlich zu gelten ha-

ben«. Das heißt, die Würde kann dem Menschen »auch nicht durch eine Krankheit, die ihn seiner geistigen und körperlichen Kräfte beraubt«, genommen werden. Unmissverständlich gilt sie »auch für den Umgang mit den Demenzbetroffenen«.
– Welche Rolle spielen bei den Juristen die Theorien, die Menschen mit Demenz den Status einer Person absprechen?
– Nun, Peter Singer ist ja ein geachteter Wissenschaftler mit vielen Auszeichnungen. Bei den Juristen setzt man sich mit diesen Ansätzen aber noch nicht ernsthaft auseinander. Zumindest nicht öffentlich. Gott sei Dank steckt den Juristen das Dritte Reich noch in den Knochen. Unausgesprochen problematisch sind aber etwa die schon erwähnten Fragen der Vormund- und Pflegschaften. Man kann nicht sagen, dass da hinsichtlich der Würde immer genau abgewogen wird.
– Wird der Einfluss solcher Theorien wie der von Singer stärker?
– Sicher wird der stärker. Man muss sich nur mal die Zeitachse von 1945 bis heute ansehen. Nach 45 konnte man über so was nicht diskutieren.

Dass die Achtung der Würde des Menschen 1948 als Grundlage der Allgemeinen Erklärung der Menschenrechte und 1949 im ersten Artikel des deutschen Grundgesetzes festgeschrieben wurde, war eine direkte Konsequenz aus den schrecklichen Erfahrungen des Zweiten Weltkriegs und vor allem der menschenverachtenden Politik der Nationalsozialisten. Es ging darum, einen Maßstab einzuführen, der unverrückbar jeden einzelnen Menschen schützen sollte.
– Ist das eine Frage der unzureichenden Erinnerung, also des Vergessens?

Jeder fünfte Deutsche unter dreißig Jahren, so eine Studie, kennt Auschwitz nicht und weiß somit auch nicht, was dort geschah.

— Ich glaube schon. Keiner, der von diesen Ereignissen geprägt wurde, ist bereit, sich schnell auf solche Diskussionen einzulassen. Dieser Schock sitzt schon unwahrscheinlich tief. Aber es ist oder war auch ein heilsamer Schock. Für die jüngeren Generationen ist das vor allem Geschichte.

— Glauben Sie, dass unserer Gesellschaft ausreichend bewusst ist, dass die Würde der Menschen mit Demenz bedroht ist? Was müsste passieren, um dieses Bewusstsein zu stärken?

— Ich denke, die Macht der Zahl der Fälle wird dazu führen, dass man sich intensiver damit beschäftigt. Es wird eine Zeit geben, in der keine Familie mehr ohne einen Fall ist. Und wenn man so nah damit konfrontiert wird, kann man nicht mehr ausweichen. Im Moment gibt es da noch viele Tabus. Die kann man sich allerdings nur leisten, wenn man Abstand halten kann. Die Demenz zählt sicher nicht zu den beliebten Gesprächsthemen. Aber diese Verdrängung wird nicht mehr lange funktionieren.

Von Maydell lehnt sich zurück. Auch die Juristen, meint er, »müssten wohl noch stärker auf dieses Pferd gesetzt werden«. Bisher würden sie sich in ihren Stellungnahmen zum Würdebegriff so gut wie gar nicht mit der Demenz auseinandersetzen.

— Die scheint in den Familien der Kommentatoren wohl noch nicht so richtig angekommen zu sein.

— Dann wäre es ja fast positiv, dass über die erzwungene flächendeckende Auseinandersetzung mit dem Thema der Würdebegriff wieder stärker ins gesellschaftliche Bewusstsein rückt?

— Nun, theoretisch gibt es ja auch immer die andere Möglichkeit, die Lösung verschiedener historischer Völker, die ihre Kranken auf den Berg gebracht haben. Oder das Dritte Reich ... Deswegen ist es so wichtig, dass man die Erinnerungen an die falschen Wege nicht vergisst.

Der Theologe und Sozialwissenschaftler Reimer Gronemeyer schrieb dazu im *Tagesspiegel*:

»Es kann wohl kein Zweifel darüber bestehen, dass eine Gesellschaft, die so auf Konkurrenz, Leistungsfähigkeit, Flexibilität und Geld hin orientiert ist wie die unsere, Pflegebedürftige, speziell Demente, eigentlich als belastende Außenseiter ansehen muss. Objektiv und subjektiv sind sie gefährdet – welche Barrieren sorgen eigentlich bisher dafür, dass sie von der Gesellschaft nicht verworfen werden? (Die Selbstverwerfung findet ja oft genug statt.) Und werden diese Barrieren auch unter den Bedingungen einer demografisch alternden Bevölkerung und unter dem Druck ökonomischer Krisen halten und die Betroffenen davor schützen, lebensverkürzenden Maßnahmen ausgesetzt zu sein? (Die Rationierung von Gesundheitsleistungen findet ja schon statt.)«

— Glauben Sie, es könnte wieder so weit kommen, dass alte Menschen, insbesondere mit Demenz, bewusst dem Tod überlassen werden?

Ein Inuit im Norden Alaskas erzählte mir einmal vom Leben seiner Vorfahren, einer Zeit, in der sich alte Menschen, die keinen Nutzen mehr für die Gemeinschaft hatten, auf Eisschollen begaben, um dem Tod entgegenzutreiben. Angeblich taten sie das mehr oder minder freiwillig, was ich allerdings bezweifelte. Zumindest hätte ich sehr gern mal ein paar Interviews auf so einer Eisscholle geführt. Doch nach den Berichten des dänisch-grönländischen Polarforschers Knud Rasmussen und Studien des kanadischen Psychologen Antoon A. Leenaans kam es vor allem in Zeiten von Lebensmittelknappheit durchaus vor, dass die der extremen Natur ausgesetzten Gemeinschaften Alten und Schwachen mehr oder minder stark bei einem Suizid »be-

hilflich« waren oder sie direkt töteten. Allerdings sollte man wohl anerkennen, dass es seitdem doch den einen oder anderen zivilisatorischen Fortschritt gegeben hat.
– Nein.
Sagt von Maydell.
– In dieser Form denke ich nicht. Aber es gibt ja andere Formen. Bei der Frage nach der Rationierung von Gesundheitsmitteln zeigt sich die Unehrlichkeit der Diskussion. Das hängt eng miteinander zusammen. Wenn sich mit wesentlich mehr Aufwand, etwa der stärker individualisierten Pflege, etwas wesentlich verbessern ließe, und wir stellen die Mittel nicht zur Verfügung, dann ist das ja nichts anderes. Und damit die Frage, was eine Gesellschaft den Betroffenen zur Verfügung stellen soll, richtig entschieden wird, ist das Bewusstsein sehr hilfreich, dass es jeden treffen kann, dass es die eigenen Eltern und Großeltern sind und kein, um ein schlimmes Wort zu benutzen, »entmenschlichtes« Wesen.
Ich erzähle von meinen Zweifeln und auch Sorgen, ob der Pflegestandard, den meine Mutter heute erfährt und den ich nicht immer als optimal bezeichnen würde, auch mir zur Verfügung stehen wird, wenn ich alt bin. Von Maydell nickt.
– Die Aufgaben sind gewaltig. Wenn man das hochrechnet, hat man es schnell mit einem Schauerszenario zu tun. Man wird sehen müssen, was möglich ist. Aber man kann nicht mit der Begründung, »das sind nur Demente«, Einsparungen rechtfertigen. Dann würden wir einen Teil unserer Menschlichkeit aufgeben. Menschen mit Demenz haben Anspruch auf würdige Behandlung, und wenn man nicht mehr alles bezahlen kann, darf man das nicht mit einem reduzierten Personen- oder Würdebegriff verbinden. Wenn wir alle zusammenrücken müssen, ist das in Ordnung.
Der Leiter des Altenheims, in dem mein Vater lebt, sprach

in diesem Zusammenhang mal von Vier- bis Fünfbettzimmern. Er lachte. Aber es war kein Scherz. Und so ziemlich das Einzige, was von dem von der Politik groß angekündigten Pflegejahr 2011 übrig zu bleiben scheint, ist ein wenig mehr Geld für die Betreuung von Menschen mit Demenz in ihrem Zuhause, eine bessere Unterstützung von Pflege-WGs und die Förderung einer privaten Pflege-Zusatz-Versicherung, die in erster Linie Besserverdienenden zugutekommt. Tatsächlich finde ich wenig später in meinem E-Mail-Posteingang eine Werbung mit der Botschaft: »Würdevoll altern schon ab sieben Euro monatlich«.

So gesehen, kann oder muss Würde privat gekauft werden. Sie wird zu einem ökonomischen Gut. Zu der grundlegenden ethischen Fragwürdigkeit dieses Unterfangens kommt die wirtschaftliche. Denn sicher ist bei diesem Geschäft allein der Gewinn der Privatversicherungen. Was aber bleibt denen, die sich eine solche Versicherung erst gar nicht leisten können? Was passiert, wenn solche Rechnungen in Zeiten wirtschaftlicher Dauerkrisen nicht aufgehen?

Von Maydell hofft auf einen Sinneswandel.

— Vielleicht ist das jetzt, wo wir noch nicht voll das Bewusstsein haben von der Misere, der wir entgegengehen, ein wichtiger Moment, in dem wir noch die Eckpflöcke richtig einschlagen können. Wenn wir anfangen, zwischen Menschen mit mehr und weniger Würde zu unterscheiden, ist das ein Kulturbruch. Gleichgültig, wie seriös man das zu begründen versucht. Ich werde das Problem nicht mehr erleben. Sie vermutlich schon.

Erinnerungen XIV

»Wie kam es zu dem Haus, in dem wir gelebt haben?«

»Ja, wir hatten das gebaut, und da stand erst mal fast nichts drin. Im Wohnzimmer hatten wir nur einen Schrank und ein Sofa. Es war immer knapp. Ich erinnere mich, dass wir am 23. Dezember Geld gekriegt hatten von der Wohnungsbauförderungsanstalt. Da sind wir noch ganz schnell losgefahren und haben eine Lampe für den Flur gekauft, weil da nur die nackte Birne hing. Aber ich glaube, das war trotzdem 'ne schöne Zeit. Ich glaube das nicht, ich weiß es! Da waren dein Bruder, der kleine Jan und ein Haus. Und eine schöne Dusche und ein Bad, das kannten wir ja alles nicht, damals. Wer hatte da schon ein Haus?«

Mascha brabbelt.

»Schätzchen, Schätzchen, Schätzchen ... Und Jan war ja überhaupt so das erste Enkelkind. Da wurde der auch heiß geliebt. ›Der kleine Janni!‹«

»Was war die schönste Zeit in deinem Leben, die Zeit, an die du am liebsten zurückdenkst?«

»Mit euch Kindern, das war das Schönste überhaupt. Ihr wart unser Lebensinhalt. Heute denke ich, das war zu viel. Wir hätten uns mehr auf uns konzentrieren müssen.«

Mascha quäkt.

»Mäuschen! ... Auch wenn ich von Mascha so erzähle, dann sag ich, das mit euch war meine schönste Zeit. Das wirst du ja jetzt erleben, wenn sie heranwächst. Und du siehst jeden Tag was anderes, und die machen so Späßchen, sitzen morgens mit dir beim Frühstück und essen oder essen nicht oder schimpfen oder was weiß ich. Und später am Samstagabend, da gab es ja im Fernsehen immer noch so Familienprogramm. Und das war einfach so – da freuten wir uns darauf mit euch. Alleine wenn man *merkte, ihr kapiert das alles und seid helle. Du warst auch gelungen, und alles war in Ordnung, und ihr habt uns ja auch nicht so geärgert ... anfangs.«*

»Und hinterher?«

»Ich weiß noch, wie Jan sein Medizinstudium hinschmiss ... Ich hätte mich das nicht getraut mit meiner Handelsschule. Und das war eine Horrorschule für mich. Aber ich hätte mich nicht getraut zu sagen: ›Da gehe ich nicht mehr hin!‹ Oder: ›Ich schmeiß die Sachen einfach hin.‹«

Ich wünsche mir ein Würdometer

Ich komme ins Heim. Sie liegt in einem Sessel vor dem Aufenthaltsraum. Ihre Füße ruhen auf einem Hocker. Das soll bequem sein, macht es ihr aber auch so gut wie unmöglich, ohne Hilfe aufzustehen. Womit wir bei dem Problem wären: Sie klagt über Schmerzen, und ich messe dem keine größere Bedeutung bei. Genauer gesagt: Ich will es nicht wahrhaben. Es passt mir einfach nicht.

Bis eine Pflegerin kommt, die besorgt schaut und von einem Sturz erzählt. Meine Mutter hat vermutlich nach einer Diskussion mit einer Frau, die ebenfalls nicht mehr ganz im Vollbesitz ihrer geistigen Kräfte ist, den Essenstisch verlassen, ist nach sechs Schritten über die eigenen Füße gestolpert und mit der rechten Hüfte auf den Boden geknallt. Die tut jetzt weh. Das alles erklärt mir die Pflegerin, und ein wenig versucht sie wohl auch, sich zu rechtfertigen, wo ich eigentlich keine Notwendigkeit zur Rechtfertigung sehe.

Das Problem ist bekannt. Eine unglückselige Kombination aus dem eigentlich ja begrüßenswerten Bewegungsdrang meiner Mutter und ihrem unsicheren Gang. Das ist nicht der Mut, den ich ihr gern unterstellen würde, sondern eher Selbstüberschätzung oder schlichtweg Realitätsverlust. Sie ist nicht in der Lage, aus ihren Stürzen zu lernen. Die Erfahrung »ich stürze« kann dem mehr als siebzig Jahre alten Muster »ich kann gehen« nichts anhaben. Die logische Folge ist akute Sturzgefahr, genauer gesagt: hundertprozentige Sturzwahrscheinlichkeit. Aber das heißt dann wohl schon Sturzsicherheit.

Auf der anderen Seite neigen die Pflegerinnen dazu, meine Mutter festzusetzen, indem sie ihr das selbstständige Aufstehen möglichst schwer machen, was aber wiederum ihre Freiheit einschränkt. Doch was sollen sie machen mit zwei oder drei Pflegekräften für fünfundzwanzig Bewohner, von denen die meisten mehr oder weniger stark dement sind? Was soll die Heimleitung machen mit einem begrenzten Budget und einem per Gesetz festgelegten Pflegeschlüssel, der nicht mehr Personal im Wohnbereich meiner Mutter ermöglicht? Es ist offensichtlich, dass die Pflegerinnen und Pfleger unter diesen letztlich von der Politik vorgegebenen Bedingungen nicht alle Aufgaben optimal erfüllen können. In diesem System basiert gute Pflege auf der Bereitschaft zur Selbstausbeutung. Deswegen fällt es mir schwer, eine Pflegekraft zu kritisieren. Doch im Interesse meiner Mutter komme ich nicht umhin, ab und an auf einen Mangel oder eine Unachtsamkeit hinzuweisen. Bisher hatte meine Mutter immer noch einen Schutzengel und eben auch diese dezent unter der Hose angebrachten Hüftpolster. Engel und Polster waren heute Morgen dann aber auch zusammen einfach mal überfordert.

Sie hat Schmerzen und muss zum Röntgen ins Krankenhaus. Es geht um den Oberschenkelhalsknochen, dessen Verletzung im übertragenen Sinn schon vielen alten Menschen das Genick gebrochen hat, weil er ihnen eine lange Bettlägerigkeit und dann irgendwann eine Lungenentzündung oder dergleichen Todbringendes eingebrockt hat. Im Krankenhaus muss meine Mutter immer wieder mehr oder weniger lang warten. Auf die Aufnahme in der Ambulanz, auf das Röntgen, auf die Begutachtung der Röntgenbilder in der Ambulanz, auf den Rücktransport ins Heim. Dass ich in Münster bin und sie begleiten kann, ist im Grunde reiner Zufall. Nicht immer ist es im Heim möglich, eine Pflegekraft zur Begleitung abzustellen, und wäre ich nicht hier, wäre meine Mutter allein dem typischen Krankenhaussystem ausgeliefert, das zwar mehr oder minder hochtourig funktioniert, aber damit überfordert ist, einer Frau, die an normalen Tagen im Heim kaum mitkriegt, was los ist, eine geduldige Fürsorge zu bieten. In diesem Funktionsablauf bekommt ihre Akte mehr Aufmerksamkeit als sie selbst.

Schön wäre da so etwas wie ein *Würdometer*. Es könnte an einer Schmuckkette um den Hals meiner Mutter hängen. Ein *Würdometer* (von mir aus auch eine App), das blinkt und piept, wenn die Würde meiner Mutter nicht beachtet wird, wenn man sie kommentarlos in einen Raum schiebt, den sie nicht kennt, wenn man sie in einer Situation, die sie nicht mehr erfasst, mit ihrer Verwirrung und ihren Schmerzen allein lässt. Sie ist ein Objekt in einer Gesundheitsmaschine, kein Mensch, dem man auf Augenhöhe zu begegnen versucht. Dass das alles ganz sicher nicht böse gemeint ist, macht es für meine Mutter nicht besser. Das *Würdometer*, so denke ich, würde wegen Dauerverletzung gar nicht mehr aufhören zu blinken und zu piepen, und deswegen sollte es vielleicht zusätzlich kleine Notsignal-Rettungsraketen abfeuern können.

Schließlich kann der Arzt auf den Röntgenbildern nichts Schlimmes erkennen. Der Hals ihres Oberschenkels scheint nur geprellt. Dafür ist sich der Mediziner so gut wie sicher, dass meine Mutter nicht nur eine Demenz hat, sondern auch an Parkinson leidet.

Parkinson.

Ich muss an Muhammed Ali denken. Noch so etwas, was man nicht will und nicht braucht. Wo bitte schön kann man sich bei der Desaster-Ausgabestelle abmelden? Es reicht.

Und doch: Was unter »normalen« Umständen eine »richtige« Katastrophe in der Art eines Getriebeschadens wäre, kommt meinem Bruder und mir eher wie eine kleine Beule vor. Es muss ja weitergehen, und es geht weiter.

Als wir an diesem Tag endlich wieder im Heim sind, ist auch die nette junge Pflegerin da, die sich ganz offensichtlich freut, meine Mutter wiederzusehen. Als ich meiner

Mutter dann zum Abschied über die Wangen streiche, belohnt sie uns mit einem aufrichtigen »Ihr seid so lieb«. Dass sie dies mit einem etwas überraschten Gesichtsausdruck tut, irritiert mich allerdings noch auf dem Heimweg.

Am nächsten Tag treffe ich meine Mutter wieder im Sessel vor dem Aufenthaltsraum an. Sie schläft. Als sie aufwacht, erkennt sie mich. An unseren Besuch im Krankenhaus kann sie sich nicht erinnern, sie sagt aber, dass ihr der Arm weh tut. Gelaufen ist sie heute nicht. Sie soll sich noch ein bisschen schonen. Ich bespreche mit einer Pflegerin, dass man es mit der Schonung nicht übertreiben dürfe. Ich habe Angst, dass man ihr zu wenig zumutet und sie nur noch im Rollstuhl herumgeschoben wird.
— Hast du einen Wunsch?
— Ja.
— Was denn?
— Weiß ich auch nicht.
Die kleine Frau mit dem entzückenden Lächeln rollt im Stuhl an uns vorbei. »Gut, dass es nur eine Prellung ist«, sagt sie mit ihrer nur schwer zu verstehenden hohen, leicht kratzigen Stimme. »Wir haben uns schon Sorgen gemacht, es könnte etwas gebrochen sein.« Ich bin überrascht und gerührt. Dass es dieses »Wir« auf der Etage gibt, war mir nicht bewusst. Zudem hätte ich der Frau gar nicht zugetraut, dass sie das überhaupt mitbekommen hat.

Ich bin allerdings nicht der Einzige, der in diesen Tagen etwas falsch einschätzt. Zwei Wochen später stellt sich heraus, dass der Oberschenkelhals meiner Mutter doch gebrochen ist.

Erinnerungen XV

»*Was würdest du dir für Mascha wünschen?*«

»*Ach, für Mascha wünsche ich mir alles. Dass sie selbstbewusst ist. Das ist ganz wichtig, dass man selbstbewusst ist. Das hat mir immer gefehlt. Dass man weiß, was richtig ist. Dass man in sich ruht, dass man mit sich zufrieden ist. Das ist, finde ich, ganz, ganz wichtig. Bei mir ist es ja heute noch so, wenn ich was mache, und irgendjemand sagt, ›das hätte ich aber so und so gemacht‹, dann denke ich, ›Ach, hättest du es doch so und so gemacht‹. Das kann man nicht mehr aufholen. Ich hab mich vor Kurzem mit einer Freundin über bekannte Frauen unterhalten, die so alt sind wie wir und die einfach so selbstbewusst sind. Und da haben wir uns gesagt: ›Unsere Mütter haben uns so nicht großgezogen. Die haben uns kein Selbstbewusstsein vermittelt.‹*«

Mascha brabbelt vor sich hin.

»*Mascha muss merken, das merkt sie ja, wie sie geliebt wird. Wenn sie hinter dem steht, was sie macht und sich nicht anpasst, wie mit den doofen Schulen, in die ich gegangen bin.*«

Stille.

»*Es ist ja so. Ich hab ja schon oft gesagt: ›Wenn ich tot bin, bin ich tot.‹ Jetzt bin ich schon bei: ›Ich möchte wenigstens so lange leben, bis Mascha in die Schule kommt.‹ Und da sagte Egon, seine Mutter hätte immer gesagt: ›Bis Kommunion ist.‹ Aber das ist ja noch ein bisschen länger. Aber dass Mascha in die Schule kommt, möchte ich schon noch erleben. Bis sie Härchen hat und ob sie so süß bleibt. Und ob sie so fröhlich und lustig wie ihre Oma ist.*«

Mascha quäkt.

»*Maschamäuschen. Ich werde es leider nicht erleben, was aus dir wird.*«

Das Leben schaffen

Besuch im Krankenhaus. Nach dem Oberschenkelhalsbruch hat meine Mutter eine künstliche Hüfte bekommen. Sie liegt in einem Doppelzimmer. Als ich komme, macht sie die Augen auf.
– Hallo!
Sie lächelt.
– Wer bin ich?
– Ja, das kann ich Ihnen im Moment auch nicht sagen.
Dass sie mich siezt, ist neu. Ich nehme es ihr nicht übel. Auf ihrem Nachttisch entdecke ich ein Heft mit Rätseln und Sudokus, es heißt *Fitness für ein besseres Gedächtnis*. Da hat es jemand gut gemeint. Allerdings etwas zu spät.
– Wer bist denn du?
Frage ich und verzichte dabei auf das Sie.
– Ich bin jemand, dem man viel Gutes getan hat. Aber irgendwie fehlt noch ein ganzes Stück dazu.
– Stück wozu?
– Das kann ich jetzt auch nicht sagen.
Sie schläft erneut ein. Nach einer guten Viertelstunde schaut sie mich wieder an.
– Schön, wenn alles so vertraut ist.
– Woran denkst du?
– Kann ich nicht sagen, dieses und jenes dreht sich auch immer so schnell.
Nach einer Weile.
– Ich vermiss die Kleine.
Die Krankenschwestern setzen sie in einen Rollstuhl. Ich schiebe meine Mutter auf den Fluren der Klinik spazieren.
Sie ist unruhig und verwechselt mich mit meinem Vater.
    Sie will aufstehen.
– Du kannst nicht aufstehen!

– Warum?
Ich erzähle ihr von dem Sturz, der Operation, der künstlichen Hüfte, der absolut notwendigen Schonung. Sie zeigt keine Reaktion. Dann wieder:
– Karl, wir gehen! Komm!
Ich fühle mich hilflos und bin diesmal froh, als meine Mutter zwei Stunden später wieder sicher in ihrem Bett liegt und ich das Krankenhaus verlassen kann.

Ich fahre zu meinem Vater. Er wohnt in großzügigen eineinhalb Zimmern in einem schönen Heim am Rand von Münster. Auch er war wieder für ein paar Tage im Krankenhaus. Eine Vorsorgemaßnahme, es geht ihm gut. Das heißt: So gut es jemandem gehen kann, der aufgrund unglücklicher Umstände querschnittsgelähmt ist, den Rest seines Lebens im Rollstuhl verbringen wird und mit seinem Schicksal hadert.

Fast schon zwangsläufig vergleichen mein Bruder und ich (mehr oder weniger bewusst) seine Situation mit der unserer Mutter. Die macht sich zum Beispiel keinerlei Sorgen um ihre finanzielle Lage, während das für meinen Vater immer wieder mal ein ernstes Thema ist.

Wir schauen eine Western-DVD. Es ist spät, ich will nicht gehen. Wir haben selten die Gelegenheit, in Ruhe Zeit miteinander zu verbringen, meist ist etwas zu erledigen, zu organisieren, oder ich muss auf die Uhr achten, weil ich noch zu meiner Mutter will oder zum Zug nach Berlin muss. Ich will ihn noch was fragen, will wissen, was genau dahintersteckt, wenn er sagt, dass es vielleicht besser gewesen wäre, wenn er damals im Krankenhaus gestorben wäre, als wir um sein Leben rangen.
– Sehnst du dich manchmal nach dem Tod?
Er überlegt ganz ruhig.
– Nein, nicht sehnen.
– Was meinst du dann?
– Ich glaube, ich würde mich nicht gegen den Tod wehren.

Als er vor wenigen Tagen stationär behandelt wurde, erzählte er mir am Telefon von seinen Überlegungen, sich im Zweifelsfall nicht noch einmal operieren zu lassen.
– Wenn man dir jetzt sagen würde: »Wir müssen Sie noch einmal operieren, es ist ein schwieriger Eingriff, aber wir haben die Chance, das hinzukriegen. Wenn nicht, sind Sie in drei Wochen tot ...« Würdest du auf den Eingriff verzichten?
– Ja.
Ich weiß, dass mein Vater meint, was er sagt. Trotzdem hoffe ich, dass er sich vielleicht unterschätzt. Vielleicht unterschätze ich aber auch ihn.
– Was meinst du damit?
– Ich würde dann denken, dass ich es geschafft habe. Und dann ist gut.
– Es geht dir darum, das Leben »zu schaffen«?
– Ja, schon.
Ich stutze, bin verwirrt und hole erst mal tief Luft. »Das Leben schaffen« ... Nicht es genießen, seine Möglichkeiten ausschöpfen und all das. Obwohl ich ihn irgendwo verstehen kann, fällt es mir schwer, das zu akzeptieren. Ich bin noch nicht so weit. Dann reden wir über ein paar belanglose Dinge, und ich frage mich, wann ich eigentlich überfordert bin. Die Situation meiner Mutter ist nicht gerade ein Stimmungsaufheller, und mit meinem Vater möchte ich auch nicht tauschen. Seine Haltung deprimiert mich, und nicht immer kann ich dem etwas entgegensetzen. Wie wird es sein, wenn ich in ihrem Alter bin? Ich weiß es nicht. Es heißt doch »Ende gut, alles gut«. Und wenn das Ende nicht so gut ist? Ist dann alles schlecht?

Dem US-amerikanischen Psychologen und Nobelpreisträger Daniel Kahneman zufolge beurteilen wir Erlebnisse unverhältnismäßig stark danach, wie sie ausgehen. Das jahrzehntelange Glück eines gelebten Lebens wird radikal entwertet, wenn es unschön, etwa durch einen Unfall oder eine schwierige Krankheit, endet. Die Ursachen liegen, so Kahneman, in unserer Evolution begründet. Für das Überleben des Höhlenmenschen war weniger der Genuss entscheidend, als vielmehr, ob ein Abenteuer gut ausging oder nicht. Auf unser heutiges Leben bezogen spricht Kahneman aber von der »Tyrannei« des *Erinnernden Ich* über das *Erlebende Ich*. Im Sinne eines erfüllten Lebens plädiert er für eine Stärkung des Letzteren. Ich denke, dass meine doch stark gegenwartsbezogene Mutter immerhin von dieser Tyrannei schon recht weit befreit ist.

Und ich möchte festhalten, dass ich ein gutes Leben habe, und wenn es früher oder (lieber) später härter wird, ist dieses Leben jetzt trotzdem gut. Ich sollte wohl nur besser nicht darauf hoffen, dass es am Ende mal ein Selbstläufer wird. Andreas Kruse hatte davon gesprochen, dass das Alter eine schwere Lebensphase sei, auf die man sich gut vorbereiten müsse. Von daher könnte ich das jetzt auch alles als eine Art Trainingslager sehen.

Als ich am nächsten Tag das Krankenhauszimmer meiner Mutter betrete, lacht sie mich spontan und laut aus vollem Herzen an. Ich bin verblüfft, sollte mich wohl einfach nur freuen, kann es aber nicht lassen:
– Weißt du, wer ich bin?
– Nein, weiß ich nicht.
Ihrem Gesichtsausdruck nach scheint es sie auch nicht weiter zu interessieren. Ich setze mich zu ihr, nehme ihre Hand in meine. Sie drückt fest zu. Es freut mich, ihre Kraft zu spüren. Mit meinem Daumen streichle ich ihren Handrücken. Sie schließt die Augen, schnurrt wie eine Katze. Das ist alles für heute, und es ist schön.

»Sinn bedeutet, in ›Beziehung treten‹.«
Die Alternswissenschaftlerin Marion Bär

Die Alternswissenschaftlerin Marion Bär schreibt in einem Aufsatz über die Alzheimer-Demenz:

> »Wahrgenommene Mitverantwortung dafür, dass Sinn auch im Angesicht der Demenz erfahren werden kann, äußert sich zuallererst in einer bestimmten Haltung der Anderen gegenüber den Betroffenen. Eine Haltung, die Menschen mit Demenz als Personen betrachtet, deren Dasein – gleich dem meinen – auf Sinn hin ausgerichtet ist, auch wenn es häufig nicht gelingen mag, einen konkreten Sinn in einer Handlung eines Betroffenen zu erkennen. Eine solche Haltung lässt sich nicht einfach übernehmen, sie ist das Ergebnis eines Reifungs- und Akzeptanzprozesses, der auch die Loslösung von einem rein auf Rationalität konzentrierten Menschenbild einschließt.«

Von all den Texten, die ich während meiner Recherche gelesen habe, habe ich diesen Aufsatz, der dafür eintritt, die Alzheimer-Demenz »nicht mehr ausschließlich im Licht der sich verringernden Fähigkeiten, sondern in den jeweils bestehenden Spielräumen zur Daseinsverwirklichung zu betrachten« mit den meisten Unterstreichungen, Ausrufezeichen und Kommentaren versehen. Und trotz seiner eindeutig akademischen Ausrichtung, die für einen Laien durchaus auch herausfordernd ist, hat mir kein Text so viel Trost vermittelt. Deswegen habe ich mir die Begegnung mit Frau Bär für das Ende meiner Recherche aufgehoben.

Ich schreibe ihr, bedanke mich für ihre Ausführungen

und frage, ob wir uns treffen können. »Ja«, lautet die Antwort, in ein paar Wochen sei sie ohnehin in Berlin. Wir verabreden uns am Hauptbahnhof und finden dort dann einen Platz in einem Restaurant. Bär ist neununddreißig Jahre alt, schlank, wach, und dass sie klug ist, verraten ihre Texte. Einer meiner Lieblingssätze: »Menschen sind Geschöpfe, deren Denken, Fühlen und Handeln auf Sinn hin ausgerichtet sind, auch im Angesicht demenzieller Erkrankung.«
– Was bedeutet »Sinn erfahren«?
Sie lächelt.
– Was den Menschen eigentlich am Leben erhält, ist das Bedürfnis nach Sinn. Früher gab es, vermittelt durch Gesellschaft, Tradition und Religion, mehr Vorgaben, was ein sinnerfülltes Leben ausmacht. Heute muss jeder seinen Sinn selber finden. Und gelingt dies nicht, so hat das weitreichende Konsequenzen. Es gibt Menschen, die sich das Leben nehmen, weil sie keinen Sinn darin finden können.

Bär sagt fast schon entschuldigend, dass sie sich vieles selbst erarbeiten musste, da es zum Thema »Demenz und Sinn« kaum relevante wissenschaftliche Veröffentlichungen gibt. Sie zitiert den Wiener Neurologen und Psychiater Viktor Frankl, der die Konzentrationslager in Theresienstadt und Auschwitz überlebte und die Logotherapie begründete: »Menschsein erweist sich besonders in solchen Situationen, wo ich trotzdem lebe.«
– Einerseits gibt es die Ebene, die ich gedanklich erfassen kann: »Erlebe ich mein Leben als sinnerfüllt?« Da kann ich eine Bilanz ziehen, die mir eine Antwort ermöglicht.
– Meine Mutter kann das nicht mehr.
– Ja. Aber das andere ist die Erfahrungsebene, die sich auf das »Jetzt« bezieht. Darauf, was ich eben in diesem Moment erfahre, dass ich mit etwas in Kontakt bin, was mir etwas bedeutet. Da geht es vor allem um Begegnung und Beziehung.

Ich muss lachen, weil ich jenseits der Bilanz, die ich gerade im Hinterkopf zu ziehen versuche, die Begegnung mit Marion Bär schon in diesem Moment als ausgesprochen sinnvoll empfinde.
– Um Sinn erfahren zu können, müssen Menschen immer wieder neu eine Beziehung zur Welt eingehen.

Es geht um die »Bedeutung der Begegnung«. Bär bezieht sich damit auf den Religionsphilosophen Martin Buber. Für Buber bedeutet Personsein die Ansprache durch ein DU. Anders gesagt: »Der Mensch wird ICH am DU.«

Angelika Pillen, die ich bei dem Vortrag von Christian Müller-Hergl kennenlernte, schreibt dazu: »Die darin offenbar werdende Angewiesenheit auf den Anderen hält Buber und mit ihm Kitwood für viel grundlegender für unser Menschsein als die von unserer Kultur in den Vordergrund gestellte Autonomie.«

Bär erläutert:
– Sinn erfahren bedeutet, dass ich mit jemand oder auch mit etwas, das mir etwas bedeutet, in Beziehung stehe. Das kann ein Mensch sein oder auch eine Tätigkeit. Frankl unterscheidet verschiedene Ebenen, auf denen Sinnerfahrung möglich ist: Im Tun, in der Begegnung, im Erleben und in der Art und Weise, wie ich mich auf eine Situation einstelle.
– Auch wie ich mich als Betroffener oder Angehöriger auf ein Leben mit Demenz einstelle?
– Ja. Obwohl das gerade bei der Demenz natürlich schwierig ist. Ich habe das nicht wissenschaftlich erforscht, aber immer wieder erlebt, dass Leute, die in ein Heim ziehen, dort auch etwas für sich entdecken können. Die Beziehung zu einem pflegenden Menschen oder eine bestimmte Beschäftigung oder Tätigkeit.

Ich erzähle ihr von meinem Vater. Sein an den Rollstuhl gefesseltes Leben in einem guten Heim mit guten Menschen, die ihn pflegen, sein völlig klarer Verstand, seine Schwierig-

keiten, etwas Sinnvolles für sich zu entdecken, und seine, wie ich denke, damit zusammenhängende Müdigkeit am Leben. Bär nickt.
- Diese Sinnerfahrungen sind etwas Flüchtiges, weil sie sich auf die Situation beziehen. Aber ich denke, und das kommt von Buber, dass diese flüchtigen Erfahrungen einen Nachhall haben können. Unser Bewusstsein von einem sinnvollen Leben setzt sich aus solchen alltäglichen Einzelerfahrungen zusammen. Jetzt mal ganz unabhängig von der Demenz. Selbst wenn diese konkrete, sinnerfüllte Erfahrung vorbei ist, weiß ich, dass die Möglichkeit für eine solche Erfahrung in meinem Leben besteht. Und grundsätzlich weiß ich ja vielleicht auch, wie ich mich wieder in diese Erfahrung hineinbringen kann. Und dieses Bewusstsein wirkt auf mein Lebensgefühl.

Tatsächlich, das kenne ich. Diese Kleinigkeiten, die vielleicht Mühe, aber auch Freude bereiten und, für sich genommen, »Sinn machen«. Einem interessanten Gedanken folgen, einfach in der Sonne sitzen, mit einem Freund Schach spielen, einen Berg besteigen, ein leckeres Essen kochen, mit der Tochter spielen, ein Buch lesen, gute Arbeit abliefern, Freude am Schwimmen, vielleicht mal jemanden anlächeln, den Balkon bepflanzen, über Humor aus einer schwierigen Situation herausfinden, durch einen Wald laufen ... Kleine gute Momente, die den Alltag und das Leben bereichern und sich mehr oder weniger einfach wiederholen lassen. So weit, so sinnvoll. Aber bei der Demenz?
- Grundsätzlich ist das auch bei der Demenz lange möglich, weil sich emotionale Erfahrungen viel stärker einprägen. Auch daran kann man anknüpfen. In einer Untersuchung hat man Betroffenen Fotos von Personen gezeigt, in Verbindung mit Informationen über positive und negative Eigenschaften dieser Personen. Später er-

innerten sich die Betroffenen zwar nicht mehr an die Informationen, aber der Eindruck »das ist ein guter beziehungsweise ein schlechter Mensch«, war noch da.

Ich erzähle Bär von meiner Mutter, meiner Hoffnung, dass sie mich zumindest auch als einen »guten Menschen« in Erinnerung behält. Und dass ich oft nicht weiß, was ich von ihren Selbstauskünften halten soll, ob es ihr wirklich »gut geht«, wenn sie sagt, dass es so ist. Das sei nicht nur mein Problem, sagt Bär, sondern auch ein Problem der Forschung zur Lebensqualität bei Menschen mit Demenz, weil man ja durchaus in Betracht ziehen müsse, dass die Frage »Wie geht es Ihnen?« mit der reflexartigen Konvention »gut« beantwortet wird.

— Das kann man oft nur aus der Situation und seinem Gefühl heraus beurteilen.
— Aus Ihren Untersuchungen und Ihrer Beschäftigung mit der Demenz, was haben Sie da mitgenommen?

Sie überlegt nur kurz.

— Eine Vorstellung davon, wie viel Lebensqualität es trotz dieser verstandesgemäßen Einschränkungen geben kann. Und ich denke, ich habe jetzt ein Gefühl dafür, worauf es mir im Leben ankommt. Wie wichtig es ist, Innehalten und im »Jetzt« leben zu können. Und dass, ganz wichtig, unser größtes Kapital jenseits von Geld und allen Absicherungen gute Familienbeziehungen sind. Ich habe Familien erlebt, die mit der Demenz wunderbar klarkamen, während es bei anderen, wo es zuvor schon alte Konflikte gab, die nicht mehr gelöst werden konnten, plötzlich ganz schlimm wurde.

Bär sagt, sie habe keine große Angst, selbst einmal betroffen zu sein. Bestimmte Verläufe, die etwa mit großer Unruhe verbunden sind, würden ihr allerdings Sorgen bereiten. Aussagen gesunder Personen wie »Dann bringe ich mich lieber um« findet sie mindestens ärgerlich. Ihr Rat: abwarten.

- Es ist etwas völlig anderes, pauschal über so eine Situation zu urteilen, wenn man gesund mitten im Leben steht oder wenn man im Alter von einer Demenz betroffen ist. Man wächst in Lebenssituationen hinein, und man kann *an* ihnen wachsen. Auch bei Demenz. Nicht immer gelingt das, aber es ist falsch zu behaupten, durch eine Demenz sei kein Lebenssinn mehr möglich. Im Erwachsenenalter kann man gut verdrängen, dass Unvermögen und Hilfsbedürftigkeit, wie man sie als Kind oder im Alter erlebt, zum Menschsein dazu gehören. Es geht auch darum, Hilfe annehmen zu können. Ich hab es immer wieder als faszinierend erlebt, mit welch schwierigen Lebenssituationen Menschen umzugehen lernen. Das sollte man sich als mitten im Leben stehender Mensch ruhig einmal bewusst machen, bevor man solche Aussagen trifft. Und wenn man in diesem Zusammenhang über Demenz spricht, muss man auch über Dinge sprechen, die jenseits der Demenz liegen.

Sie meint unter anderem unsere »Überbewertung der Intellektualität«, die Menschen mit Demenz zwangsläufig geringer schätzt als Menschen, die im Vollbesitz ihrer geistigen Kräfte sind. Ich erinnere mich an den portugiesischen Dichter Fernando Pessoa und an seinen Satz »Wenn mein Herz denken könnte, würde es stillstehen« und an »Was denkst du gerade?«, die Killerfrage jeder romantischen Begegnung. Bär weist darauf hin, dass in manchen Kulturen Demenz nicht als Krankheit, sondern als Teil des normalen Alterns begriffen wird, so wie es früher auch bei uns war.

- Glauben Sie, dass es auch bei einer fortgeschrittenen Demenz möglich ist, mit anderen Menschen in Beziehung zu treten?
- Ja, das ist möglich. Aber es geht auch darum, diese Kapazität zu realisieren. Wenn ein Mensch mit einer schweren Demenz in einer reizarmen Umgebung im Bett liegt, wie soll der mit irgendwas in Beziehung sein? Es muss

sich dabei ja gar nicht mal immer um eine andere Person handeln. Es kann auch die Natur oder eine Musik sein.

Bär erzählt von Studien, laut denen selbst Menschen mit schwerster Demenz in der Lage seien, in ihrem Alltag positive Momente zu erleben. Dabei spielen abstrakte »Sinnebenen« kaum noch eine Rolle, während »unmittelbar sinnlich erfahrbare Qualitäten« in den Vordergrund treten. Ein bequemer Stuhl in der warmen Sonne ist da entschieden sinnvoller als ein interessanter Artikel im Feuilleton der Tageszeitung. Von außen ist es oft schwer festzustellen, was von den Betroffenen als erfüllend erlebt wird. Wenn jemand immer wieder Tassen stapelt oder ununterbrochen eine Serviette faltet, kann das für einen beobachtenden Angehörigen schlimm sein, von einem Menschen mit Demenz aber durchaus als sinnvoll erlebt werden. Ich denke daran, wie meine Mutter immer wieder mit einem stumpfen Messer ein Tischtuch bearbeitet oder mit einer Saftpfütze ihre »Kreativität auslebt«.

– Kann man sich selbst als Noch-nicht-Betroffener auf eine Demenz vorbereiten?

Bär überlegt etwas länger.

– Man sollte schauen, dass man sich das bewahrt, was einem etwas bedeutet. Die Dinge, die das eigene Leben wirklich reich machen, gehen oft in der Hektik und in den Pflichten des Alltags unter. Ich finde für uns Gesunde auch den Gedanken interessant, Tagebücher anzulegen, in denen wir die Dinge benennen, die uns wichtig sind. So eine Art positive Patientenverfügung, damit die Angehörigen wissen, was sie für uns tun können, wenn wir diese Unterstützung brauchen, um Zugang zu diesen Dingen und Erlebnissen zu bekommen.

Im Kopf gehe ich eine erste mögliche Liste durch. Die Nähe meiner Familie, Marzipankartoffeln, freundlicher und respektvoller Umgang, Sonnenlicht, nicht zu kleine Bettde-

cken, Wind und möglichst keine synthetischen Stoffe auf der Haut, Humor, Bergluft, Schwarzwälder-Kirsch-Torte, Schwimmen in nicht zu kaltem Wasser, Blicke in die Natur, frisches Obst ...
- Die anderen sollten wissen, was einem wichtig ist. Man muss darüber reden und das weitergeben.

Ich frage mich, was den Menschen, die mir wichtig sind, wohl wichtig ist, und muss eingestehen, dass ich es sehr oft nicht weiß.
- Das kann ja auch mal, von einer Demenz ganz abgesehen, positive Wirkungen haben.
- Absolut. Es stellt sich die Frage, ob ich Vertrauenspersonen habe, die mir nah genug sind, dass ich ihnen das weitergeben möchte. Wenn ich die nicht habe, sollte ich mir überlegen, dass es vielleicht wichtig wäre, meinen Beziehungen mehr Raum zu geben, Nähe zuzulassen. Und wenn es solche Personen gibt, sollte ich mich auch als introvertierter Mensch überwinden, über die Dinge zu sprechen, an denen mir viel liegt. Das hat mich die Demenz gelehrt.

Ich denke an die rasant wachsende Zahl der Singlehaushalte, frage mich, ob man für das, was Bär vorschlägt, eine eigene Rubrik bei Facebook einrichten könnte. Und ich beschließe, in diesem Jahr meinen Geburtstag doch wieder mit meinen Freunden zu feiern, obwohl ich glaube, eigentlich zu viel zu tun zu haben. Immerhin haben schwedische Alternsforscher vom Karolinska-Institut in Stockholm festgestellt, dass Freunde gut für das Gedächtnis sind.
- Die Demenz führt einen zu vielem hin, was mit Beziehung, Leben und der Vorstellung von gutem Leben zu tun hat. Und anstatt Urteile über die Lebensqualität dementer Leute zu fällen, könnte man ja auch einen Schritt zurücktreten und fragen: »Was sagt mir das über mein Leben?«

Es ist schön und es tut gut, Bär zuzuhören. Für solche Gedanken, müsse man offen sein, sagt sie. Doch gerade selbstpflegende Angehörige seien oft vor lauter Belastung nicht in der Lage, diese Offenheit aufzubringen. Sie zitiert eine Tochter, die sich seit vielen Jahren ganz allein um ihre an Demenz leidende Mutter kümmert, mit dem Satz: »Wenn es bei mir so weit ist, weiß ich, wo die Tabletten liegen«, weil sie niemandem zumuten will, was sie selbst als Pflegende durchmacht.

– Es kann fatal sein, wenn man bei der oft sehr belastenden Pflege in der Familie die Verantwortung für sich selbst missachtet. Da sollte man die Angehörigen ruhig ermutigen, den Schritt ins Heim zu wagen. Es wäre gut, wenn in den Familien schon frühzeitig über das »was wäre, wenn …« gesprochen würde. Viele ältere Menschen machen sich da oft wenig Gedanken oder teilen diese nicht mit. Für die Angehörigen ist es hilfreich, von ihnen zu erfahren, wie sie sich ihre Zukunft vorstellen. Dann kann es beispielsweise sein, dass jemand sagt: »Ich würde zwar gerne daheim sterben, aber nicht um den Preis, dass ihr bei meiner Pflege eure Gesundheit ruiniert. Bevor das eintritt, gebt mich bitte ins Heim.«

Ihr Zug Richtung Heidelberg fährt gleich los. Wir reden noch über betreute Wohngemeinschaften für Menschen mit Demenz. Eine interessante Alternative. Doch meiner Mutter möchte ich keinen Umzug in eine neue Umgebung mehr zumuten. Bär will noch kurz nach einem Mitbringsel für ihre kleine Tochter suchen. Ich verabschiede sie mit guten Reisewünschen, und sie mich mit einem letzten Rat.

– Wenn man Zugang zu einem Menschen mit Demenz bekommen möchte, muss man sich auf den Moment einlassen können, also auch auf die Pausen und das Schweigen des anderen. Der andere kommt ja sonst gar nicht mit, weil er ein ganz anderes Tempo hat. Für jemanden von außen, aber auch für viele Pflegende, die viele Aufgaben unter hohem Zeitdruck bewältigen müssen, ist es allerdings eine enorme Herausforderung zu sagen: »Okay, ich lasse mich auf das Jetzt ein!«

Erinnerungen XVI

»Kannst du sagen, was in deinem Leben wichtig war für dich?«

»Ihr, die Kinder ... Guck mal, ich hab ja nichts vollbracht in meinem Leben. Außer den Kindern. Da müsste man vielleicht auch länger darüber nachdenken. Also, dies hier mit Mascha, das glaubt kein Mensch, wie wichtig das für mich ist. Ich hab vorhin so gedacht, als sie brüllte, da schob ich den Kinderwagen durch den Park und dachte, wenn einer wüsste, wie froh ich über das Kind bin – das glaubt keiner. Was die mir für eine Freude macht. Wenn ich an sie denke und sehe das Gesichtchen vor mir oder jetzt, wenn ich das Quietschen immer höre.«

»Auch wenn sie wie jetzt kurz davor ist zu schreien?«

»Ja. Das gehört mit dazu.«

Mascha schreit leise.

»Was können wir dir denn mal geben? Komm mal her. Sollen wir mal wieder ›O du fröhliche‹ singen? Ach, mein geliebtes Kind.«

Mascha schreit laut.

»Ich habe mir früher immer große Gedanken gemacht, dass ich mit euch auch alles richtig mache, so wie es im Buch steht. Das war auch verkehrt. Das machte man früher. Bei einem Enkelkind ist es jetzt freier und weniger belastend, als wenn man Vater oder Mutter ist.«

Mascha schreit noch lauter.

Weihnachten

Wir beschließen, Weihnachten mit der ganzen Familie in der Wohnung meines Bruders zu feiern, das heißt, wir schieben, schleifen und zerren unseren Vater mit seinem Rollstuhl durch ein enges Treppenhaus in den dritten Stock. Auch für meine Mutter sind die vielen Stufen eine Herausforderung. Doch mit viel Geduld und kleinen Schritten kommen wir oben an. Meine Mutter ist froh, erschöpft und sagt, dass sie »nach Hause« möchte.

Wir trinken Kaffee, essen bei Kerzenlicht selbstgebackene Plätzchen und selbstgebackenen Christstollen. Wir freuen uns aneinander und singen oder brummen die üblichen Lieder. »Alle Jahre wieder«, »Stille Nacht« ... Bei den ebenfalls üblichen Textunsicherheiten hilft uns das Gedächtnis unserer Mutter. Sie tut das gern, scheint die ganze Veranstaltung auch interessant zu finden und sagt, dass sie »nach Hause« möchte. Wir sind ein wenig betreten und versuchen, die Situation zu überspielen, erzählen ihr von dem Fondue, das es traditionell später noch geben wird. Meine Mutter freut sich, bearbeitet die Tischdecke mit der Kuchengabel – und will »nach Hause«.

Wir bringen sie zum Sofa, helfen ihr beim Hinlegen, decken sie zu. Die Familie hat sich an die Demenz unserer Mutter gewöhnt. Wir sind ein eingespieltes Team. Mascha legt sich zu ihr. Meine Mutter freut sich. Sie lacht leise und tief in sich hinein und leise und tief wieder hinaus. Irgendwas scheint ihr riesigen Spaß zu machen. Dann will sie »nach Hause«. Mascha bietet an, ihr vorzulesen. Meine Mutter hört zu, unterbricht dann aber: »Hör mal auf zu quasseln. Ich will auch mal was sagen.« Mascha lächelt das weg und spielt mit ihr das alte gemeinsame Lieblingsspiel »Kosmetiksalon«, was bedeutet, dass sie die Hand ihrer Oma mit reichlich Feuchtigkeitscreme verwöhnt.

Wenn sie noch einmal »nach Hause« will, denke ich, werde ich sie fahren. Es ist dann ihr Wille, egal, was wir uns für sie gedacht, für sie gewünscht und für sie vorbereitet haben, und auch egal, dass so etwas früher unvorstellbar gewesen wäre. Zum Glück lässt sie aber von der Idee ab, lässt sich weiter mit geschlossenen Augen die Hände maniküren und lacht sich lieber wieder ganz zart über was auch immer kaputt. Dann gibt es Fondue. Während ich ihr mit ihrem Teller helfe, bedient sie sich von meinem.

Der Heilige Abend kann ein sehr gemütliches Familienfest sein. Der heutige ist etwas anders. Nach dem Essen will meine Mutter »nach Hause«, und ich bringe sie ins Heim.
– Hast du Pläne, Mama?
Wir sitzen im Auto.
– Im Moment nicht so.
– Und Wünsche?
– ... Frieden.
– Machst du dir Sorgen?
– Nein. Höchstens um dich.
Das ist nett, aber eigentlich nicht nötig.
– Wie alt möchtest du werden?
– Mhm ... Ich will leben, bis ich neunzig bin.
An der Tür werden wir von einer netten Pflegerin empfangen. Meine Mutter wirkt erleichtert. Das ist schön. Ich sage »Auf Wiedersehen«.

Den Moment für eine andere Art von Abschied haben wir längst verpasst. Ein Abschied, in dem beide über das Bewusstsein für die Situation und für sich selbst verfügen, ist nicht mehr möglich. Ich meine einen Abschied, wie ihn Pascal Mercier in dem Roman *Nachtzug nach Lissabon* beschreibt: »Ein echter Abschied müsste eine Begegnung sein, [...] der Versuch zu einem Einverständnis zu kommen, wie es mit Dir, mit mir, mit uns gewesen ist. [...] Einzugestehen, was geglückt und was gelungen ist. Anerkennung dessen, was unmöglich ist.«

Einen solchen Abschied lässt die Demenz nicht zu.

Erinnerungen XVII

»*Das war doch auch ein Thema für dich, dass Mascha ein Mädchen ist und kein Junge?*«

»*Ja, das ist besonders schön. Das hat mich so gefreut. Als du vor knapp einem Jahr das Ultraschallbild auf den Tisch legtest, habe ich das erst nicht kapiert. Ich hatte da gar nicht mit gerechnet. Früher dachte man, ›Ach, mit einem Mädchen hast du so viele Sorgen‹. Aber da sagte man auch ›Jungens müssen in den Krieg‹.*«

Mascha brüllt jetzt richtig.

»*Ja, Mädchen brauchen nicht in den Krieg.*«

Alles ist jetzt

Demenz macht Angst.

Angst ist der größte Risikofaktor für gute Hirnleistungen.

Schön, dass es auch gute Nachrichten gibt:

Neun von zehn Menschen jenseits der fünfundsechzig sind nicht dement. Das persönliche Risiko, pflegebedürftig zu werden, sinkt. Nach einer Langzeitstudie des Deutschen Alterssurveys aus den Jahren 1996 bis 2008 werden ältere Menschen insgesamt immer gesünder, aktiver und zufriedener mit ihrem Leben.

Und wenn, so der Statistikprofessor Gerd Bosbach, die Produktivitätssteigerung je Arbeitnehmer jährlich nur um ein Prozent steigt, könnte jeder Beschäftigte im Jahr 2060 dreißig Prozent Rentenbeitrag zahlen und seine verbleibenden Einnahmen selbst unter Berücksichtigung der Preissteigerung im Vergleich zu heute noch um über vierzig Prozent steigern. Allerdings nur, wenn sich die Verteilung der Gewinne zwischen Arbeitnehmern und Arbeitgebern nicht weiter zugunsten Letzterer ändert. Wer von Knappheit spricht, sollte *diese* Fragen der Verteilung nicht verschweigen. Bosbach, der auch als Wissenschaftler im Statistischen Bundesamt gearbeitet hat, rät zu einem kritischen Umgang mit den Zukunftsprognosen, die uns vorgelegt werden.

Für mich ist das eine kleine Hoffnung. Für meine Mutter spielt es keine Rolle.

Menschen mit Demenz brauchen unseren Schutz, unsere persönliche Fürsorge und unsere Solidarität. Wenn Philosophen und auch Verfassungsrechtler wachsende Schwierigkeiten haben, einen allgemein verbindlichen Anspruch auf Würde zu begründen, sind wir persönlich und als Gesellschaft umso mehr gefordert, die Würde des Menschen im Allgemeinen und die Würde der Menschen mit Demenz im Besonderen zu achten. Diese Aufgabe hat längst begonnen. Der wachsende Einfluss schwieriger ökonomischer Rahmenbedingungen auf das Selbstverständnis unserer Gesellschaft macht diese Herausforderung nicht kleiner. Im Gegenteil.

Jenseits der Fragen zur Demenz gibt es dazu einen schönen jüdischen Witz über einen frisch Verstorbenen, der sich nicht zwischen Himmel und Hölle entscheiden kann. Also lässt er sich beides zeigen. In der Hölle drängen sich hungrige Menschen um einen riesigen Tisch, in dessen Mitte ein duftender Eintopf steht. Jeder hat einen sehr langen Löffel, der einerseits bis an den Topf reicht, andererseits aber, weil er die Armlänge übertrifft, zu lang ist, die Speise auch in den eigenen Mund zu befördern. Die Menschen sind verzweifelt. Im Himmel begegnet der Mann dann genau dem gleichen Ausgangsszenario, allerdings mit dem entscheidenden Unterschied, dass sich hier die Menschen mit ihren langen Löffeln gegenseitig das Essen reichen und glücklich sind.

»Wenn ganz am Ende des Verlaufs nur noch ein Zehntel der ursprünglich vorhandenen Zellen arbeitsfähig ist, sind meist schon der eigene Name und das Geburtsdatum vergessen. Schließlich versiegt auch das Gefühl für Hunger und Durst, das biologische System bricht zusammen. Das Leben endet.« So beschreibt Hans Lauter das Ende eines Lebens mit Demenz, soweit nicht eine Lungenentzündung, ein Nierenversagen oder sonst eine andere »ganz gewöhnliche« Todesursache dieses Ende herbeiführt.

Ich weiß nicht, ob das ein »schöner Tod« ist. Ich weiß ja nicht mal, ob es so was wie einen »schönen Tod« überhaupt gibt. Ich weiß nur, dass jedes biologische System irgendwann zusammenbricht, dass jedes Leben endet.

Doch meine Mutter lebt. Sie isst, sie schläft, sie atmet, sie freut und sie ärgert sich, manchmal hat sie wohl auch Sorgen. Nachdem wir erst spät gemerkt haben, wie entzückt sie auf schöne Musik reagiert, haben wir ihr jetzt einen kleinen MP3-Player mit guter Musik geschenkt. Immer wieder mal setzen wir oder die Pflegerinnen ihr die Kopfhörer auf, und meine Mutter entspannt sich.

Ich weiß nicht, inwieweit sie noch zu verstehen versucht, wer sie ist, wo sie ist und was alles um sie herum passiert. Ich hoffe, dass sie von solchen Sorgen schon weitgehend befreit ist oder irgendein gutes Arrangement für sich getroffen hat.

»Der Demenzkranke gibt uns die Chance zu sehen, dass Autonomie und Selbstbestimmung nicht das Ganze unserer Existenz ausmachen«, schreibt Angelika Pillen. »Für diejenigen, die dazu bereit sind, sich auf eine Begegnung und auf eine Beziehung mit ihm einzulassen, lässt der Demenzkranke Aspekte des Menschseins in Erscheinung treten, die uns gleichermaßen positiv bestimmen, auch wenn sie im Lebensvollzug des autonomen Erwachsenenlebens in den Hintergrund treten. Das betrifft vor allem die Sphäre der Emotionalität.«

Sie hat recht. Die Demenz hält für den, der offen damit umgeht, einige Lehren bereit. Eine heißt ganz sicher Demut.

Jede Begegnung mit meiner Mutter ist immer mehr wie eine erste und letzte. Ich weiß, dass sie sich inzwischen nicht mehr an das erinnern kann, was vor fünf Minuten geschehen ist oder worüber wir gerade eben noch gesprochen haben. Sie lächelt, wenn ich sie besuche, gibt mir den Namen meines Bruders, meines Vaters oder ihres Bruders. Und manchmal tatsächlich noch meinen eigenen. Aber ich bin mir sicher, dass sie spürt, wer sie ist. Und ich glaube, dass sie auch spürt, wer ich bin.

Was wichtig ist und immer wichtiger wird, ist der direkte Kontakt. Das Miteinandersein, einfach und erwartungslos. Das ist es, was bleibt: die Momente. Nicht mehr, und auch nicht weniger. Alles ist jetzt.

Erinnerungen XVIII

»Gibt es etwas in deinem Leben, was du gern grundsätzlich anders gemacht hättest?«

»Ja, ich hätte mehr Ehrgeiz für mich entwickeln können. Ich hätte auch hinterher noch mehr aus mir machen können. Ich hab zwar auch wieder angefangen zu arbeiten, das hat mir auch Spaß gemacht, aber eigentlich hätte ich mehr aus mir machen müssen. Aber vielleicht hat mir der Hintergrund dabei gefehlt, auch jemand, der mir dabei geholfen hätte. Man sollte auch nicht sagen: ›Jetzt habe ich einen Mann, jetzt habe ich ein Kind, jetzt ist mein Leben top!‹ So haben wir ja gelebt. Alle in unserer Generation. Fast alle.«

Mascha hat aufgehört zu brüllen und ist eingeschlafen. Meine Mutter macht eine Pause.

»Ach, mein Leben ... Kein Leben ist einfach.«

Ein paar Tage nach diesem Gespräch im Herbst 2002 schickte mir meine Mutter in einem Brief einen Auszug aus dem Gedicht *Mondnacht* von Joseph von Eichendorff.

>*»Und meine Seele spannte*
>*Weit ihre Flügel aus,*
>*Flog durch die stillen Lande,*
>*Als flöge sie nach Haus.«*

Als Mascha im Sommer 2008 eingeschult wurde, war meine Mutter bei uns. Der Begriff »Demenz« hatte da in unserer Familie noch keine Bedeutung.

Dank

Auf der Hochzeit meines Bruders im Sommer 2010 fragte mich eine gute Freundin von ihm, ob ich mir vorstellen könne, ein Buch zum Thema Demenz zu schreiben, das auch ethische Fragen mit einbezieht. Es war ein schönes Fest an einem schönen Tag. Im Hintergrund spazierte meine desorientierte Mutter am Arm meiner Frau. Ich nickte freundlich, sagte »interessanter Gedanke«, und dachte: »Nein, ein solches Buch werde ich sicher nicht schreiben.« Ich war noch nicht bereit, mich der Demenz meiner Mutter und all den Fragen, die daraus entstanden sind und entstehen, zu stellen. Nun ist das Buch fertig, und ich möchte mich sehr herzlich bei Barbara Eifert für die Anregung bedanken, an die ich beim Schreiben oft denken musste.

Ich danke all meinen Gesprächspartnern für die Zeit und die Geduld, die sie meinen Fragen entgegengebracht haben. Neben den im Buch genannten ist das vor allem der Berliner Philosoph Christian Kupke.

Ich danke meiner Frau als allerersten Leserin für ihre Unterstützung und ihre Anregungen.

Ich danke meinem Agenten Florian Glässing und meinem Lektor Heinrich Geiselberger sowie den vielen weiteren Mitarbeitern des Suhrkamp Verlags, die meinen langen Text zu diesem Buch gemacht haben.

Und ganz besonders herzlich danke ich den Mitarbeitern vom Wohnbereich 3 im Perthes Haus Münster.

Literatur

Heinz Abels, *Identität*, zweite, überarbeitete und erweiterte Auflage, VS Verlag für Sozialwissenschaften (Wiesbaden 2010).

Heinz Abels, *Einführung in die Soziologie*, Band 2, *Die Individuen in ihrer Gesellschaft*, vierte Auflage, VS Verlag für Sozialwissenschaften (Wiesbaden 2009).

Roland Barthes, *Fragmente einer Sprache der Liebe*, Suhrkamp Verlag (Frankfurt am Main 1988).

Stefanie Becker, Roman Kasper und Andreas Kruse, *H.I.L.DE: Heidelberger Instrument zur Erfassung der Lebensqualität demenzkranker Menschen (H.I.L.DE.)*, Hans Huber (Bern 2011).

Alain Ehrenberg, *Das erschöpfte Selbst: Depression und Gesellschaft in der Gegenwart*, Suhrkamp Verlag (Frankfurt am Main 2008).

Hans Förstl und Carola Kleinschmidt, *Das Anti-Alzheimer-Buch: Ängste, Fakten Präventionsmöglichkeiten*, Kösel (München 2009).

Günther Krämer und Hans Förstl, *Alzheimer und andere Demenzformen. Antworten auf die häufigsten Fragen*, TRIAS Verlag (Stuttgart 2008).

Andreas Kruse (Hg.), *Lebensqualität bei Demenz? Zum gesellschaftlichen und individuellen Umgang mit einer Grenzsituation im Alter*, mit Beiträgen u. a. von Marion Bär, Thomas Fuchs, Hartmut Remmers, Bernd von Maydell, Akademische Verlagsgesellschaft (Heidelberg 2010).

Rüdiger Pohl, *Das autobiographische Gedächtnis. Die Psychologie unserer Lebensgeschichte*, Kohlhammer (Stuttgart 2007).

Eric Kandel, *Auf der Suche nach dem Gedächtnis. Die Entstehung einer neuen Wissenschaft des Geistes*, Goldmann (München 2009).

Regine Kather, *Person. Die Begründung menschlicher Identität*, Wissenschaftliche Buchgesellschaft (Darmstadt 2007).

Tom Kitwood, *Demenz. Der person-zentrierte Ansatz im Umgang mit verwirrten Menschen*, Hans Huber (Bern 2008).

Hans J. Markowitsch, *Das Gedächtnis. Entwicklung, Funktionen, Störungen*, C. H. Beck (München 2009).

Pascal Mercier, *Nachtzug nach Lissabon*, Hanser (München und Wien 2004).

Michael O'Shea, *Das Gehirn. Eine Einführung*, Reclams Universal-Bibliothek (Stuttgart 2008).

Marcel Proust, *Auf der Suche nach der verlorenen Zeit*, Suhrkamp Verlag (Frankfurt am Main 2000).

Michael Quante, *Menschenwürde und personale Autonomie. Demokratische Werte im Kontext der Lebenswissenschaften*, Meiner Verlag (Hamburg 2010).

Peter Singer, *Praktische Ethik*, Zweite, überarbeitete Auflage, Reclams Universal-Bibliothek (Stuttgart 1994).

Cornelia Stolze, *Vergiss Alzheimer! Die Wahrheit über eine Krankheit, die keine ist*, Kiepenheuer & Witsch (Köln 2011).

Paul Tiedemann, *Was ist Menschenwürde? Eine Einführung*, Wissenschaftliche Buchgesellschaft (Darmstadt 2006).

Franz Josef Wetz, *Illusion Menschenwürde. Aufstieg und Fall eines Grundwerts*, Klett-Cotta (Stuttgart 2005).

Verena Wetzstein, *Diagnose Alzheimer. Grundlagen einer Ethik der Demenz*, Campus (Frankfurt am Main/New York 2005).

Peter J. Whitehouse, *Mythos Alzheimer. Was Sie schon immer über Alzheimer wissen wollten, Ihnen aber nicht gesagt wurde*, Hans Huber (Bern 2009).

Internetquellen (Stand: Oktober 2012)

Berlin Institut für Bevölkerung und Entwicklung, *Demenz-Report 2011*, online verfügbar unter: {http://www.berlin-institut.org/fileadmin/user_upload/Demenz/Demenz_online.pdf}.

Die Deutsche Alzheimer Gesellschaft e. V., Webseite mit vielfältigen Informationen zum Thema Demenz, online abrufbar unter: {http://www.deutsche-alzheimer.de/}.

Deutscher Ethikrat, *Demenz – Ende der Selbstbestimmung?*, Dokumentation der Tagung des Ethikrates vom 24.11.2010, online verfügbar unter:
{http://www.ethikrat.org/veranstaltungen/weitere-veranstaltungen/demenz-ende-der-selbstbestimmung}.

Ders., *Demenz und Selbstbestimmung*, Stellungnahme des Deutschen Ethikrates vom 24.4.2012, online verfügbar unter: {http://www.ethikrat.org/dateien/pdf/stellungnahme-demenz-und-selbstbestimmung.pdf}.

Medizinischer Dienst des Spitzenverbandes Bund der Krankenkassen e. V., *Bericht zur Qualität in der ambulanten und stationären Pflege*, April 2012, online verfügbar unter: {http://www.pflegenoten.de/upload/MDS_Dritter_Pflege_Qualitaetsbericht_04-2012_7101.pdf}.

Medizinisches Wissensnetzwerk evidence.de der Universität Witten-Herdecke, *Leitlinie für Betroffene, Angehörige und Pflegende. Demenzkrankheit (Alzheimer und andere Demenz-Formen)*, Inklusive einer Auflistung der Warnhinweise auf eine möglicherweise beginnende Demenz, online verfügbar unter: {http://www.patientenleitlinien.de/Demenz/demenz.html}.

Angelika Pillen, »Demenz und Postmoderne«, in: *Journal für Philosophie & Psychiatrie*, September 2011, online verfügbar unter: {http://www.jfpp.org/84.html}.